OBSERVATIONS

DE MÉDECINE

ET DE CHIRURGIE PRATIQUES,

RECUEILLIES

Par le Docteur Sentein

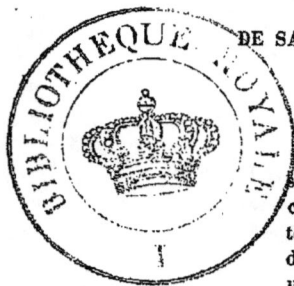

DE SAINT-GIRONS (ARIÈGE).

Il est une loi que les médecins praticiens devraient
s'imposer une fois pour toutes et regarder comme sacrée : celle de publier avec empressement, dans l'intérêt bien entendu de l'humanité, tous les faits de médecine ou de chirurgie que quelques circonstances, ou
uniques ou peu communes, rendent de temps en temps
fort remarquables.

POMIÉS FRÈRES,

IMPRIMEURS-LIBRAIRES A FOIX.

1847

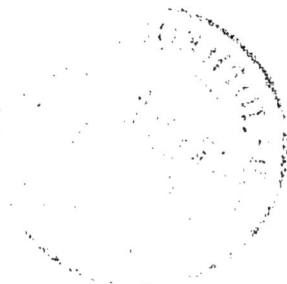

Il est une loi que les médecins praticiens devraient s'imposer une fois pour toutes et regarder comme sacrée : celle de publier avec empressement, dans l'intérêt bien entendu de l'humanité, tous les faits de médecine ou de chirurgie que quelques circonstances, ou uniques ou peu communes, rendent de temps en temps fort remarquables. Cette loi devient encore plus obligatoire quand des faits dont il s'agit découlent des corollaires pratiques, suggérant soit des formules efficaces dans des cas de maladies internes, soit des procédés opératoires nouveaux ou même anciens et mal à propos tombés en désuétude quoique réellement utiles dans des cas de maladies chirurgicales. On ne saurait alors trop se hâter, en effet, de les divulguer pour mettre les confrères, qui pourraient rencontrer d'un moment à l'autre des cas pareils, à même de rendre des services analogues à ceux que l'on a soi-même rendus.

Les avantages dont il vient d'être question ne constituent pas, sans doute, tous ceux que les faits peu communs sont susceptibles de rendre, soit à l'art, soit à la science, soit à l'humanité considérée dans les individualités malades ; l'homme de l'art lui-même y trouve presqne toujours un moyen d'accroître sa considération personnelle dans de bonnes interprétations, la réfutation facile d'un blâme souvent immérité, et plus d'une fois, en outre, la justification de sa conduite et de celle de quelque honorable confrère, dans des cas déterminés, qui sans cela seraient restés longtemps encore plus ou moins obscurs.

Ces réflexions générales trouveront leur démonstration dans les trois observations suivantes. Nous n'aurions pas mis le même empressement à les produire au grand jour si elles n'avaient été que curieuses. A moins que nous ne nous soyons singulièrement mépris, nous avons dû penser qu'il serait fort utile qu'elles fussent connues partout aussi bien que chez nous ; des cas analogues pouvant d'un instant à l'autre s'offrir à la pratique dans tous les pays. Telle est la principale raison pour laquelle nous avons cru devoir nous hâter d'écrire à cette occasion.

OBSERVATIONS

DE MÉDECINE ET DE CHIRURGIE

PRATIQUES.

———————

PREMIÈRE OBSERVATION. — *Plaie avec section complète du tendon d'Achille, par une cause très probablement inouie jusqu'à ce jour dans les fastes de l'art.*

M. ***, propriétaire de forges, examinait attentivement, dans ses ateliers, des barres de fer qu'on avait étalées devant lui, et tournait le dos à des ouvriers qui frappaient alors à grands coups de marteau, sur une enclume, une pièce de fer rougie à blanc, à laquelle ils voulaient donner la forme d'un coin. Dans un moment imprévu et par l'effet d'une trop vigoureuse percussion, un fragment de cette pièce métallique, encore rouge de feu, se détache, et, lancée au loin, frappe, en passant, M. *** à la partie postérieure et inférieure de l'une de ses jambes; la peine qu'il a à se tenir debout, et la gène des mouvements qu'il éprouve lorsqu'il veut marcher, après avoir ressenti cette brûlure profonde, lui font parfaitement comprendre la nature et la gravité de cette lésion; il se traîne péniblement jusque dans sa chambre, et m'annonce par écrit, en m'appelant auprès de lui , que *par suite d'un accident le tendon d'Achille de sa jambe gauche est rompu.*

Arrivé auprès du malade, je constate, en effet, la lésion annoncée. La flexion du pied sur la jambe était toujours facile, mais son extension était devenue impossible. Le cas me paraît grave, et avec juste raison, puisque la plaie, résultant de l'action de ce corps à la fois *tranchant, contondant* et *brûlant,* comprenait toute l'épaisseur des parties molles situées en arrière des malléoles. Les tissus qui bornaient la plaie étaient fortement engorgés et comme un peu renversés en dehors par suite de l'inflammation qui les avait si vivement frappés , et leur boursoufflure était telle qu'elle cachait une partie de la déperdition de substance opérée dans le tendon d'Achille, par l'action vulnérante du fer incandescent. Le tendon d'Achille lui-même avait été complètement divisé, et son bout supérieur était fortement entraîné en haut par l'action des muscles gastro-cnémiens vivement contractés vers leurs attaches supérieures; d'où il suivait que ces muscles formaient une grosse masse irrégulièrement arrondie au dessous du jarret. Ce qui a contribué à faire prononcer encore plus ce symptôme, c'est que M. *** est précisément doué d'une de ces constitutions athlétiques chez lesquelles le système musculaire acquiert un fort développement. Quant au bout inférieur du tendon d'Achille, caché par l'engorgement inflammatoire des tissus divisés qui l'avoisinaient, il était à l'état de lambeau dans l'étendue de deux centimètres environ.

En présence d'une lésion aussi grave, d'un état inflammatoire aussi intense et d'une déperdition de substance de cette nature dans un organe aussi important par rapport à la station et à la locomotion, je sentis très bien que si j'abandonnais la guérison d'une pareille plaie à la nature, je m'exposerais probablement à voir une cicatrice vicieuse traîner inévitablement, alors, une infirmité incurable, après elle.

L'abandon de cette plaie à elle-même eût, en effet, presque infailliblement amené les résultats suivants : sous l'influence de l'air, toutes les parties mises à nu par l'action vulnérante du fer rougi à blanc seraient devenues le siége d'une suppuration abondante ; il aurait fallu attendre la suppuration, l'exfoliation et la chute des parties tendineuses divisées, contuses et brûlées, ce qui eût dû nécessairement être fort long à cause du peu de vitalité dont il est généralement connu depuis longtemps que les parties tendineuses, quelles qu'elles soient, ont été pourvues par la nature ; des adhérences vicieuses, lentement mais solidement opérées dans l'intérieur de la partie et à toute la profondeur de la lésion, auraient complètement détruit les mouvements d'extension et de flexion du pied, ou peut-être même maintenu le talon fortement en haut dans une extension permanente, ce qui aurait été cause que le malade aurait été estropié pour le reste de ses jours probablement.

L'indication la plus importante à remplir me parut donc devoir consister à aller à la recherche des bouts du tendon divisé, avant qu'ils eussent contracté des adhérences, plus tard indestructibles, avec les parties voisines. Il était urgent, en effet, de les chercher, de les isoler des parties ambiantes, de les rapprocher, après avoir pris les précautions convenables, et de les affronter au milieu des circonstances les plus analogues possible à celles qui constituaient leur état normal. Mon parti fut bientôt pris. Acceptant les services d'un aide intelligent, *M. Subra de Sentein*, qui dans le temps avait fait quelques études médicales, je détachai avec soin au moyen du bistouri et des pinces, en restant néanmoins dans les limites tracées par la prudence, toutes les parties qui, atteintes du fer brûlant, auraient dû nécessairement tomber plus tard par l'effet de la suppuration. Je raffraîchis l'extrémité libre du bout inférieur, après l'avoir isolé dans l'étendue d'un centimètre de longueur, et ayant ensuite pratiqué une incision longitudinale pour aller à la rencontre du bout supérieur du tendon, j'en raffraîchis la surface cautérisée, et l'ayant saisi au moyen d'une aiguille courbe, je le portai non sans peine à la rencontre du bout inférieur, auquel je le fixai solidement par une suture à points séparés. Cela fait, les bords de la plaie ayant été convenablement rapprochés et maintenus à l'aide de bandelettes agglutinatives bien disposées, et un plumasseau de charpie fine, légèrement enduit de cérat, ayant été immédiatement apposé sur les lèvres de la division, après avoir convenablement rangé vers le haut l'extrémité des fils employés aux points de suture, et fait en outre une compression méthodique tendant à prévenir les hémorragies qui eussent pu provenir des parties qui avaient subi des déperditions de substance, j'eus recours aux bandages ordinaires des ruptures du tendon d'Achille.

Grâces à la décision promptement prise et à l'opération délicate et rationnelle la plus propre à bien remplir la meilleure indication, les fils des points de suture ont été extraits, les bouts du tendon ont été solidement liés l'un à l'autre par un corps cicatriculaire de nouvelle formation, remplaçant parfaitement par son étendue la longueur des déperditions de substance opérées soit par l'action du fer rouge, soit par le raffraîchissement des segments jugé avec raison indispensable, et j'ai été assez heureux pour obtenir dans ce cas difficile tout le succès désirable, puisque, malgré ce grave accident, le membre blessé jouit aujourd'hui et de sa forme normale et du libre exercice de tous ses mouvements.

Dans l'intérêt de la science et de l'art nous ferons maintenant les réflexions suivantes à l'occasion de cette curieuse observation :

1° Après avoir réfléchi sur le titre que nous donnerions à l'observation qu'on vient de lire, nous avons pensé que l'expression *section complète* conviendrait mieux que *rupture* du tendon d'Achille. L'expression *section complète* désigne parfaitement l'action extérieure qui a fait les fonctions de cause efficiente dans ce cas; tandis que celle de *rupture* est plus appropriée, selon nous, aux cas de solution de continuité partielle ou complète du tendon d'Achille résultant d'une violente contraction musculaire, et sans qu'il y ait la moindre plaie aux téguments correspondants, comme dans les cas entrevus par *Ambroise Paré*, dans ceux très bien décrits pour la première fois par *J. Louis Petit*, dans ceux de *Louis*, dans celui d'*Alexandre Monro*, dans celui de *Hunter*, etc. Ces idées sont d'ailleurs parfaitement d'accord avec celles des œuvres chirurgicales de *Désault* et du dictionnaire de chirurgie pratique de *Samuel Cooper*.

2° Malgré les recherches auxquelles nous nous sommes livré, nous n'avons rien trouvé dans les auteurs spéciaux, ni dans *J. Louis Petit*, ni dans les mémoires de l'*Académie royale de chirurgie*, ni dans l'article assez étendu des œuvres chirurgicales de *Désault* sur la division du tendon d'Achille, qui fût pareil au cas singulier que nous avons observé, et soigneusement recueilli pour être publié en ce jour. *Désault* a vu un cas de division du tendon d'Achille *par l'action d'une scie fine*; mais il ne paraît pas qu'avant nous, personne eût jamais vu un cas de section complète du tendon d'Achille accidentellement opérée par un fer tranchant et rougi à blanc.

3° *Samuel Cooper*, dans le dictionnaire de chirurgie pratique déjà cité, rappelle avec raison que dans les cas de *simples ruptures du tendon d'Achille* sans plaie extérieure, on avait eu déjà l'idée de pratiquer des incisions dans le sens des bouts du tendon divisé pour être par là plus facilement à même de les rapprocher l'un de l'autre et de les fixer par une suture; mais il ajoute que l'on renonça bientôt à cette pratique vicieuse.

Tout en reconnaissant avec les bons auteurs que ce procédé est inutile et sujet à des inconvénients pouvant devenir fâcheux dans les cas de simples ruptures du tendon d'Achille, nous n'en persistons pas moins à penser, d'après ce que l'expérience nous a elle-même enseigné, qu'il est encore indispensable dans les cas analogues à celui que nous avons recueilli.

Dans ces cas, en effet, il y a déplacement non seulement selon *l'épaisseur*, mais encore selon *la longueur*, ou selon *la direction* si l'on aime mieux, des deux bouts du tendon divisé.

Une coaptation régulière et aussi exacte que possible devient donc une indication majeure à remplir. C'est à la promptitude avec laquelle nous l'avons reconnue et opérée que nous croyons très sincèrement devoir imputer le succès complet que nous avons obtenu dans le cas actuel. *Désault* avait très bien observé le déplacement latéral des bouts du tendon d'Achille dans les cas de division de cet organe avec plaie des téguments, puisqu'il conseillait d'y remédier au moyen de bourdonnets de charpie convenablement disposés derrière les malléoles sur les points de la peau correspondant aux parties latérales du tendon.

4° Cette dernière circonstance, jointe à l'obligation d'obtenir une coaptation exacte, nous a suggéré l'idée de la suture entrecoupée. Ce moyen, malgré les inconvénients qu'il a peut-être, et que l'on a certainement exagérés plus d'une fois, nous a paru le plus convenable dans le cas actuel pour bien maintenir fixées l'une à l'autre les parties tendineuses qui avaient été divisées et dilacérées, et nous sommes fort disposé à le regarder comme devant être toujours le mieux approprié aux cas analogues qui pourraient encore se présenter.

Nous n'ignorons pas que dans l'article *Rupture des tendons* de M. Auguste Bérard, on rappelle que *M. Rognettœ* a fait un travail spécial pour démontrer l'inutilité et le danger de la suture des tendons, et que l'on préfère généralement la position du membre à cette suture. Mais nullement convaincu de l'excellence de cette démonstration et de la convenance de son application absolument à tous les cas, nous n'en persisterons pas moins à donner la préférence à la suture sur tous les autres moyens contentifs, toutes les fois qu'il s'agira d'un cas analogue à celui que nous avons recueilli. La position du membre, l'application des bandelettes et du bandage ne deviennent alors que des moyens contentifs du second ordre.

A la faveur de ce procédé, il est impossible de ne pas obtenir une cicatrisation aussi avantageuse qu'on la désire : l'adhésion se fait avec beaucoup de solidité; la nouvelle substance qui s'engendre entre les *bouts* des tendons bien affrontés, fort peu étendue, est souvent difficile à reconnaître, même au toucher, et partant toute difformité appréciable par la vue seule est complètement nulle.

2ᵐᵉ OBSERVATION. — *Grossesse méconnue , et dont il eût été impossible de constater l'existence. Observation recueillie à l'hôpital de Saint-Lizier.*

La nommée *** se présente à l'hopital dans le mois de novembre 1846, étant affectée depuis longtemps d'une fièvre intermittente tierce, rendue encore plus fâcheuse par de graves complications. Sa figure est bouffie; ses membres pelviens sont œdématiés ; l'abdomen contient une quantité de liquide épanché assez considérable pour être facilement reconnue et appréciée par la fluctuation. La malade ayant la respiration extrèmement gênée éprouve, en outre, une toux qui se manifeste par de fréquentes quintes presque suffocantes. Son cœur est le siége d'un anévrisme facile à reconnaître, s'accompagnant d'une intermittence de pouls bien caractérisée. Cette femme non mariée, et ayant des recommandations qui devaient être regardées comme de sûres garanties d'une bonne conduite, est admise dans le service de mon collègue, le *docteur Sauné*, médecin de l'hôpital, qui, avec son habileté ordinaire, triomphe bientôt des accès fébriles, sous-type tierce, au moyen de sulfate de quinine administré méthodiquement et à des doses convenables.

Il restait encore à combattre l'*anévrisme du cœur*, et non seulement l'*hydropisie ascite*, mais encore l'*anasarque* ou hydropisie générale qui l'accompagnait et en était probablement la suite.

On ordonne l'usage de la scille et de la digitale pourprée, sous différentes formes, mais toujours sans le moindre succès. Il est même arrivé plusieurs fois que la malade rejetait ces diverses substances par le vomissement. L'hydropisie générale augmente, tous les symptômes énumérés s'aggravent, et c'est à l'occasion de cette aggravation funeste que la malade me fait prier de vouloir bien me rendre auprès d'elle.

Dans cette première visite la fille dont il s'agit se plaint d'éprouver aux parties sexuelles une cuisson extrêmement intense surtout quand elle urine. J'examine avec soin ces parties pour tâcher de bien reconnaître la cause de ce symptôme. Je trouve les grandes lèvres de la vulve énormément tuméfiées. Rouge-pâle en dehors, elles sont à leur partie interne d'un rouge cuivreux très prononcé présentant des ulcérations manifestes en divers points ; je conçois dès lors aisément comment l'urine, baignant en passant des parties ainsi affectées, y occasionne des cuissons insupportables.

La gangrène étant imminente, je pratique quelques scarifications en dehors des grandes lèvres, afin de combattre ainsi l'irritation et l'extrême distension des tissus qui pourraient la déterminer d'un moment à l'autre.

La grande quantité de liquide séreux qui s'écoule dégorge notablement les parties. Je penserais volontiers même qu'une des scarifications que j'avais faite, un peu plus profondément que les autres peut-être, était probablement tombée sur quelque kiste qu'elle avait ouvert, car la sérosité assez abondante qui s'en écoula pendant quelques minutes, s'échappa, au commencement surtout, par un jet continu. Avant cette petite opération, l'anasarque était assez prononcée pour que la peau de l'abdomen et des membres fût partout infiltrée de sérosité.

Le lendemain la malade se trouve sensiblement soulagée:

les parties extérieures de la génération, bien que fort tuméfiées encore, ont pourtant considérablement diminué de volume, les membres supérieurs et le ventre lui-même sont moins volumineux et sensiblement dégorgés.

Quelques jours après, la malade, dont l'état avait empiré, de nouveau m'ayant mandé auprès d'elle, je la trouve se plaignant comme la première fois : elle réclamait avec instance de nouvelles scarifications, qui me parurent à moi-même d'autant plus indiquées que le traitement spécial et méthodique, jugé inutile contre une affection aussi ancienne et aussi grave, avait été suspendu par le médecin de l'hôpital. On se bornait, en effet, depuis quelque temps à des soins purement hygiéniques.

Ayant derechef et plus attentivement encore examiné les parties externes de la génération, je reconnus de nouveau la nécessité d'avoir recours à des scarifications analogues à celles qui avaient été déjà si utiles, et le soulagement obtenu à leur aide fut en tout semblable à celui dont la malade s'était déjà si bien trouvée.

Quinze jours s'étaient à peine écoulés, lorsque madame la supérieure de l'hôpital me fait prier de visiter de nouveau cette femme *hydropique*, que l'on me dit avoir rendu dans la nuit précédente une abondante quantité de sang par la vulve. Je me rends sur le champ auprès de la malade, qui me répète elle-même qu'elle a perdu, en effet, pendant la nuit précédente une grande quantité de sang, ajoutant bientôt après qu'elle n'en perd plus depuis quelques heures, et que même en ce moment elle se sent très bien. Prenant en considération cette réponse aussi bien que l'état général de la malade, je présumai, comme je devais le faire au milieu des seules circonstances qui me fussent connues, que j'avais affaire à une *hémorragie purement passive*, et je prescrivis, en conséquence, l'usage de quelques verrées de tisane de grande consoude.

Ma prescription faite, j'étais sur le point de me retirer, lorsque madame la supérieure, mieux avisée que moi, *me demande si je ne pensais pas que cette perte sanguine pût se rapporter à quelque cause suspecte?* Ne saisissant pas la véritable portée de la question, qui m'était adressée, ainsi qu'on le voit, avec des ménagements très discrets et fort convenables, sans doute, sous certains rapports, mais malheureusement accompagnés par cela même d'un certain vague, j'interprétai mal les mots : *cause suspecte*, et pensant que l'on m'avait ainsi implicitement demandé *si cette perte ne dépendrait pas d'une cause vénérienne*, je répondis aussitôt et sans la moindre hésitation par la négative.

Mais le soir du même jour il fut fait une découverte qui nous força nécessairement à considérer la question et l'état maladif récent de la femme *hydropique* sous un autre point de vue. L'infirmière de l'hôpital ayant voulu changer les draps de lit de la malade tout souillés du sang qu'elle avait perdu, venait de placer cette femme sur une chaise mise à côté de son lit, malgré les refus réitérés avec lesquels elle avait repoussé ce genre de soins, quand se mettant en mesure de remuer la couche, elle avait à peine lestement déplacé le traversin qu'elle trouve à sa place *un enfant mort*.

La justice, prévenue de ce qui se passait, se mit à informer, et mon collègue et moi nous fûmes chargés d'examiner le fœtus et la mère, pour faire ensuite un rapport exact de leur état.

Nous trouvâmes que le premier avait le poids, le développement et l'organisation d'un fœtus de *cinq mois* environ; il était donc clair que la conception dont il était le fruit avait eu lieu peu de temps avant l'entrée de la mère dans l'hôpital, où elle se trouvait depuis *trois mois et demi*.

Quant à la mère, qui, comme nous le ferons présumer plus bas, ne savait peut-être pas qu'elle était enceinte, elle n'avait rien présenté durant son séjour dans l'hôpital qui dût porter le médecin à soupçonner chez elle un pareil état. Si la malade, supposée savoir ce qu'il en était, eût voulu cacher sa faute et sa situation, la chose lui aurait été très facile les trois ou quatre premiers mois, alors même qu'elle n'aurait pas été très fortement hydropique. Bien plus, elle aurait pu tromper ses observateurs dans son cinquième mois de grossesse, et même plus tard, aidée, qu'elle était en cela, par le souvenir que l'on avait conservé de ses recommandations, et surtout par le développement de son ventre que l'hydropisie ascite expliquait d'une manière fort satisfaisante chez une personne comme elle, *non mariée*. Et ce n'était pas encore là tout ce qui eût pu favoriser sa tromperie, en rendant le diagnostic de la grossesse de plus en plus obscur ; quoique la quantité d'eau renfermée dans le ventre fût assez considérable pour empêcher absolument de distinguer le bas-fond de la matrice, il était encore d'autres circonstances d'une influence irrécusable qui rendaient plus aisée cette confusion.

Le gonflement et l'engorgement des parties sexuelles externes n'auraient pas permis que dans les explorations tentées en faveur de l'établissement du diagnostic, on pût arriver jusqu'à l'orifice de la matrice ; l'odeur des lochies *dut seule* nous fournir la preuve d'un avortement ou d'un accouchement prématuré récent, car le lait n'est pas monté un seul instant aux mamelles.

L'hydropisie abdominale et l'infiltration même des membres supérieurs augmentèrent rapidement et d'une manière si considérable que la malade ne pouvant bientôt plus fléchir ses membres, l'infirmière était dans l'obligation de lui porter à la bouche les tisanes et les bouillons qui lui étaient prescrits, sans quoi elle n'eût certainement pas pu les avaler. L'ingestion des tisanes et des bouillons devenant d'un instant à l'autre de plus en plus difficile, notre malade mourut douze jours après.

Ayant fait, avec mon habile collègue et ami *M. Nicolas*, l'ouverture du cadavre, je trouvai tous les tissus mous, infiltrés et abreuvés de sérosité ; le péricarde, les plèvres et l'abdomen surtout contenaient une quantité prodigieuse de liquide séreux; toutes les cavités du cœur étaient largement anévrismales.

Les réflexions que nous ferons à cette occasion seront les suivantes :

1° Il serait souverainement injuste de regarder le traitement prescrit à la malade comme ayant eu une influence fâcheuse sur cet avortement ou accouchement prématuré : quand bien même les moyens parfaitement indiqués qui ont été employés dans cette hydropisie générale auraient eu quelques inconvénients, ce que l'on ne pourrait pas soutenir dans le cas dont il s'agit, il aurait encore fallu y avoir recours pour combattre de tout son pouvoir, une maladie qui, si elle ne s'arrêtait pas dans sa marche, devait être nécessairement mortelle.

Mais ensuite on sait bien que, comme il a été déjà dit, l'emploi des moyens thérapeutiques appropriés au cas actuel (scille, digitale pourprée), avait été suspendu long-temps avant l'époque où l'accouchement prématuré a eu lieu.

Il serait donc fort peu rationnel de rapporter ce dernier effet à cette cause.

2° Ce qu'il est infiniment plus raisonnable de penser, c'est que cet accouchement prématuré avait surtout, et peut-être exclusivement, pour cause la présence de la grande quantité de liquide épanché dans la cavité abdominale, liquide qui, augmentant de plus en plus chaque jour, devait nécessairement s'opposer d'une manière invincible au développement du fond de l'utérus. Il n'est presque pas de traités d'*accouchements* qui ne signalent avec raison l'hydropisie ascite comme une des causes les plus capables de produire l'*accouchement prématuré*. C'est même pour ce nouveau motif que les tentatives de traitement dirigées contre l'hydropisie étaient parfaitement indiquées, puisqu'elles auraient pu avoir pour double effet de sauver et la mère et l'enfant.

3° Il aurait été impossible de reconnaître une grossesse obscure, peut-être même alors que la malade aurait été intéressée à ce qu'on en constatât l'existence, par les raisons que nous avons déjà fait connaître sur ce point. Nous y ajouterons seulement ici quelques autres réflexions.

Dans l'état des choses, quel motif devions-nous avoir pour soupçonner une grossesse chez une fille atteinte depuis longtemps d'une *hydropisie bien caractérisée*, hydropisie dont la date d'origine était de beaucoup antérieure à celle de la conception que nous n'avons pu connaître que par l'accouchement.

La connaissance de l'ancienneté de son état maladif et de ses bonnes recommandations ne devait-elle pas plus naturellement bannir, au contraire, de notre esprit tout soupçon de grossesse ?

4° D'ailleurs et précisément à cause de la coexistence de l'ascite nous n'oserions pas affirmer que cette fille sût positivement elle-même qu'elle était enceinte, ni quand elle est entrée à l'hôpital, ni même quelques instants avant son accouchement prématuré. La faiblesse occasionnée par sa longue maladie avait déjà considérablement émoussé son intelligence. Il ne serait pas impossible qu'elle ignorât l'état dans lequel elle se trouvait. Dans cette supposition, la malade ne nous aurait certainement pas été d'un grand secours : elle aurait certainement très peu diminué la peine que nous aurions eu à prendre pour bien établir notre diagnostic.

5° Quand le moment de la délivrance prématurée est venu, les sens de cette malheureuse fille-mère étaient encore assez libres, sans doute, pour qu'elle ait très bien senti qu'elle accouchait; nous n'émettrons donc pas le moindre doute à cet égard, d'autant plus qu'il existe malheureusement pour cela d'autres preuves, mais aussi nous ne craindrons pas de dire que, vu l'état maladif dans lequel elle se trouvait, le développement considérable de son ventre par l'accumulation des eaux et l'obscurité des symptômes de sa grossesse dans les derniers temps de son existence, même pour des gens de l'art, il eût été fort possible qu'elle fût enceinte, tout en ignorant très sincèrement qu'elle se trouvât dans cet état. On sent néanmoins, nous osons l'espérer, qu'en nous exprimant ainsi nous ne faisons qu'émettre notre croyance à une possibilité bien différente d'une *certitude* que nous ne saurions avoir dans l'esprit en cette occasion.

3me OBSERVATION. — *Obstacle à un accouchement , insur-montable par les seuls efforts de la nature.*

La nommée *** accouchait pour la seconde fois. Elle était en travail depuis la veille. La sage-femme avait constaté une présentation des fesses; mais, malgré cette position, il était permis de soupçonner quelque autre obstacle, puisque le travail ne marchait pas, quoique la malade se livrât aux plus grands efforts. C'est au milieu de ces circonstances qu'ayant été mandé, je me rendis sur le champ auprès de la malade.

Me mettant tout aussitôt à l'œuvre , je constate la présentation des fesses, que la sage femme avait très bien reconnue et signalée ; trouvant ensuite le passage bien disposé, et voyant que la femme était presque épuisée par les vains efforts auxquels elle s'était livrée , j'introduis ma main dans la matrice avec l'intention d'aller à la recherche des pieds, de les saisir, et de terminer ainsi l'accouchement. Mais en cherchant à bien apprécier la position de l'enfant , afin d'opérer convenablement la version , suivant les règles de l'art , je rencontre au bas des lombes une tumeur énorme dont la présence jette d'abord de la confusion dans mes recherches et un instant de trouble dans mon esprit. Après m'être prudemment recueilli, je redouble d'attention et je reconnais bientôt , avec toute la certitude désirable , une tumeur fluctuante fort étendue, opposant, par sa présence, un obstacle invincible à l'accomplissement spontané de l'accouchement.

Je vais à la rencontre du cordon ; les pulsations que son contact me fait clairement reconnaître attestent évidemment que l'enfant est vivant. Sentant qu'il n'y avait pas de temps à perdre, je me décide sur le champ à venir au secours de la nature, dont il m'était bien démontré que les forces et les moyens eussent été, sans l'art, complétement insuffisants. Forcé de vider la tumeur dont je viens de faire la découverte, j'examine attentivement avec mes doigts quel est le point que je puis le plus favorablement attaquer. M'apercevant qu'il existait au centre de la tumeur un point où la peau, plus amincie, permettait de sentir plus facilement la fluctuation que partout ailleurs, j'en attaque les tissus avec l'ongle, je les entame et les déchire aisément, entendant à l'instant même un bruit en tout semblable à celui que fait la poche de l'amnios lorsqu'on la rompt, ou qu'elle se rompt spontanément. Il s'écoule alors une grande quantité de sérosité opaline assez limpide, et la tumeur se vide complétement. Je vais sur le champ à la recherche des pieds ; je les saisis, je les place dans la position la plus convenable pour l'exécution de la version régulière, et j'amène bientôt au dehors un enfant vivant, mais aux lombes duquel se trouve une poche fort étendue dont les parois flasques et tombantes viennent couvrir les fesses.

Après avoir rempli les soins les plus urgents par rapport à l'enfant qui vient de naître (ligature du cordon, etc.), j'examine attentivement l'intérieur de la tumeur qui s'opposait à l'accouchement, tumeur que j'avais heureusement vidée et qui ne consistait presque actuellement qu'en des peaux flasques, ridées ou plissées, et affaissées sur elles-mêmes, et je reconnus aisément que nous avions affaire à un *spina bifida* de cette région.

Je trouvai dès lors l'explication facile de toutes les circonstances de ce fait. En attendant que les réflexions et les conseils de mes confrères les plus éclairés eussent pu fixer mes déterminations ultérieures, relatives à la conservation de cette faible créature, je me contentai, pour le moment, de réunir, dans un point aussi étroitement circonscrit que possible, les peaux tombantes constituant les flasques parois de la tumeur et d'établir sur leur réunion une compression légère et méthodique.

Lorsque plus tard je réfléchis au moyen de sauver cet enfant, il me fut aisé de sentir que, quelque bonne que fût ma volonté, je ne devais concevoir que de bien faibles espérances. Je me rappelai qu'à une époque déjà reculée, j'avais inutilement cherché le moyen de conserver la vie d'un enfant affecté d'un *spina bifida*, quoique ce dernier sujet se trouvât dans des circonstances, ce semblait, des plus favorables. C'était à peine, en effet, si, dans ce cas, l'on pouvait apprécier la fluctuation du liquide épanché : la tumeur était fort peu étendue, et ce n'était qu'avec beaucoup de difficulté que l'on distinguait sensiblement la bifurcation tout à fait superficielle et très peu prononcée des lames latérales des vertèbres malades, qui se réunissent en concourant également à la formation des apophyses épineuses dans l'état normal.... Malgré ces dispositions évidemment avantageuses, je ne pus point empêcher que la maladie ne se terminât d'une manière funeste.

Le fait dont il s'agit s'accompagnant, comme on le voit, de circonstances peu communes, je n'ai pas man-

qué de faire un appel aux lumières de mes confrères ;
j'en ai consulté un grand nombre , et je ne crains pas
de dire qu'ils m'ont unaniment conseillé de borner mes
soins à ceux que j'avais déjà mis, disaient-ils , *convenablement en usage* , c'est-à-dire à une compression légère
et méthodique. Un d'entre eux , désirant me fortifier dans
ce qu'il regardait comme une sage détermination, me citait
même un cas *de spina bifida* à l'occasion duquel un confrère
de son pays , qui céda malheureusement avec trop de
facilité à la grande confiance qu'il avait , pour ce cas ,
dans une opération chirurgicale, eut la douleur et éprouva
le désagrément de voir son jeune malade succomber peu
de temps après l'opération.

Malgré tout cela , je crus dans l'état actuel devoir
proposer à mes confrères d'emporter avec le bistouri
toutes les peaux tombantes, constituant les parois affaissées de la tumeur, de manière à ne laisser que deux
petits lambeaux susceptibles d'être facilement et parfaitement réunis au moyen de quelques points de suture.
Dans l'état des choses ce parti me paraissait le plus rationnel. Il me semblait , en effet , le seul auquel on
pût avoir recours , si l'on voulait essayer de soustraire
cet enfant à une mort à peu près inévitablement certaine.

On ne saurait douter que, si mon projet eût été mis
à exécution , la coaptation après la suture n'eût exigé,
de la part de la nature , bien moins d'efforts médiateurs
qu'il ne lui en aurait fallu pour opérer l'élimination
de ces peaux exubérantes après qu'elles seraient tombées
en gangrène , et qu'elles auraient été éliminées par un
travail inflammatoire , laissant inévitablement après lui
une longue et abondante suppuration.

La suture offrait, en outre, un autre grand avantage, celui de s'opposer à la perte continuelle de la sérosité rachidienne. On jugera certainement cet avantage plus considérable encore qu'il ne le paraît de prime-abord, quand on saura que la sérosité qui sortait de l'ouverture de la poche que nous avons décrite, s'écoulait sans interruption et en si grande abondance qu'elle traversait presque instantanément toutes les pièces d'appareil et la masse de coton qui me servait à opérer la compression sur cette partie.

Mais nous vîmes bientôt que plus de préoccupation à cet égard deviendrait complétement inutile. L'enfant paraissait souffrir continuellement ; il se plaignait sans cesse ; il ne tarda guère à refuser le sein de sa mère, ce qui mit dans l'obligation de ne lui faire prendre presque exclusivement que quelques cuillerées d'eau sucrée, que l'on introduisait même avec peine dans sa bouche. Il ne put bientôt plus supporter cette nourriture si légère et si douce ; son estomac se souleva, des vomissements fréquents succédèrent avec rapidité, et il mourut trois jours après sa naissance.

Faisons maintenant quelques réflexions à l'occasion du *spina bifida* et surtout du cas particulier qui fait le sujet de l'observation qu'on vient de lire.

1°. Le *spina bifida* ou *hydrorachis*, maladie caractérisée par la distension partielle ou totale des prolongements spinaux de l'arachnoïde et de la dure-mère, donnant lieu à la formation d'une tumeur, quelquefois transparente, accompagnée de l'écartement des lames vertébrales dont la réunion concourt à la formation des apophyses épineuses dans l'état normal, est une maladie

qui, bien que très rare, est généralement bien connue,
et dont personne aussi n'ignore la gravité.

Cette maladie est rarement bornée à l'étendue du canal
rachidien correspondant à la base de la tumeur, qui
n'est elle-même qu'un de ses symptômes, ou si l'on veut
le plus apparent de ses effets. La sécrétion morbide vicieusement augmentée, dont l'hydrorachis est le résultat,
frappe, sinon toujours, au moins presque toujours une
plus grande étendue ; très souvent même l'hydrorachis
ou le *spina bifida* n'est autre chose que l'extension jusque dans le canal spinal de la cause productrice de
l'hydrocéphalie, dont le spina bifida n'est plus alors que
tantôt une complication, tantôt une expression consécutive symptômatique.

2° Si la science par ses théories rationnelles éclaire d'une
manière assez satisfaisante, les causes des hydropisies en
général, nous savons malheureusement aussi combien
l'art nous offre peu de ressources alors qu'il s'agit de traiter
et surtout de combattre avec succès des hydropisies internes. Nous savons, en outre, que, si, parmi les hydropisies internes, il en est encore qui soient plus particulièrement rebelles, ce sont précisément celles des cavités dont un assemblage d'os constitue les parois comme pour les rendre, ce semble, plus inabordables pour
nos moyens thérapeutiques.

3° Le voisinage d'organes aussi importants que le
cerveau, le cervelet et la moelle épinière, devient lui-
même une contre-indication majeure des moyens thérapeutiques qui, comme dans le traitement de l'hydrocèle,
par exemple, eussent pu être avantageusement dirigés
contre l'état morbide de la portion affectée plus ou moins

étendue de l'arachnoïde , soit dans l'hydrocéphalie , soit dans le spina bifida ou hydrorachis. Les injections avec le vin , ou avec la teinture d'iode, telles qu'on les a préconisées récemment au sein même de l'académie royale de médecine , auraient eu de si graves inconvénients, si on les eût appliquées au traitement de ces affections , qu'aucun esprit sage n'a eu même un seul instant l'idée de les essayer. Telles sont les principales raisons qui rendent le spina bifida à peu près incurable, ou, si l'on veut , presque toujours plus ou moins promptement mortel.

4° Dans le cas que nous avons recueilli , et dont on vient de lire la description , il s'est présenté des circonstances qui , sous certains rapports , étaient favorables ; mais malheureusement aussi il y en avait d'autres, plus importantes , beaucoup plus fâcheuses encore dans l'espèce et dont la funeste influence devait nécessairement l'emporter.

La tumeur de notre spina bifida n'était pas aussi étendue qu'on l'a vu dans beaucoup d'autres cas analogues ; c'était un avantage, sans doute, mais cet avantage n'en devait pas moins être nul par rapport à la terminaison naturelle de cette affection.

Quant aux circonstances défavorables , nous sommes persuadé qu'elles se présentent comme d'elles-mêmes à l'esprit de tous nos lecteurs intelligents.

Il a été fâcheux et très fâcheux , sans doute, que la tumeur du spina bifida dont il s'agit , occupant une partie de la region des lombes, ait formé à la délivrance un obstacle qui , s'il eût duré plus longtemps, aurait certainement occasionné la mort de la mère. Il n'y avait pas à hésiter dans ce cas : en nous décidant promptement à vider la tumeur, pour faciliter un accouchement sans cela impossible, nous avons cru nous conformer aux meilleurs principes de l'art qui fussent applicables au cas actuel ; et, parfaitement d'accord avec notre conscience, nous devons penser que nous avons fait, en outre, un acte d'humanité au profit de la pauvre mère.

Malheureusement l'obstacle à l'accouchement ne pouvait disparaître que par l'ouverture de la tumeur, et cette ouverture devait nécessairement aussi à son tour diminuer encore le petit nombre de chances favorables à la conservation de l'enfant.

On sait, en effet, que dans le cas où l'on est parvenu à sauver des enfants atteints du spina bifida, la tumeur était peu étendue, facile à comprimer méthodiquement et non ouverte. « La rupture spontanée de la tumeur (du spi-
« na bifida), dit M. Olivier, dans les derniers temps
« de la vie intra-utérine, pendant ou après l'accouche-
« ment, ne peut que laisser très peu d'espoir de guéri-
« son ; quels que soient les moyens qu'on mette en usage
« pour favoriser la cicatrisation de l'ouverture acciden-
« telle des parois de la tumeur spinale. Cependant *Terrés*
« a vu une fois cette heureuse terminaison ; mais un
« pareil exemple ne peut être considéré que comme une ex-
« ception. »

Dans quelques cas où l'on semblerait avoir réussi par *l'acupuncture combinée avec la compression*, l'évacuation de la sérosité, vicieusement accumulée, probablement alors peu abondante, a dû se faire d'une manière graduée et presque insensible. La cure heureuse a dû nécessairement être attribuée à l'immense avantage que présentait ce procédé dans ces cas.

Ici nous avons été dans l'obligation d'ouvrir la tumeur de manière à pouvoir promptement la vider en totalité ; les conséquences fâcheuses et inévitables de cette nécessité devaient donc, elles aussi, atteindre notre malade. Nous n'avons donc été ni étonné ni surpris quand elles sont venues le frapper à mort. Nous nous y attendions par cela même que nous avions déjà pressenti qu'il était au dessus de nos forces de conjurer ce funeste événement.

5° Enfin, nous persistons à penser que si, pour tâcher de sauver cet enfant, on avait dû avoir recours à une opération chirurgicale, celle que nous avions conçue, et que nous avions proposée pour être exécutée telle qu'elle a été décrite, nous aurait paru devoir être la plus avantageuse.

LETTRE *adressée à M. ***, sur l'autopsie et les causes de la mort du docteur Trinqué, son parent.*

Conformément à votre désir, j'ai l'honneur de vous adres-
ser le résultat précis et fidèle de l'autopsie cadavérique du
docteur *Trinqué*... Vous savez déjà que cette autopsie a été
pratiquée par mes habiles confrères les docteurs *Bordes-
Pagès, Caors*, et par moi.. Des occupations nombreuses,
dont plusieurs étaient tout à fait imprévues, sont venues
paralyser mon empressement ordinaire dans cette circonstance. L'intention que j'avais de vous répondre de la manière la plus prompte a dû s'arrêter et fléchir avec regret
devant des obstacles qu'il lui était impossible de surmonter.
J'aurais d'ailleurs mal apprécié l'étendue et l'importance de
la tâche que j'avais à remplir, si j'avais pu ne pas penser
qu'un certain temps et beaucoup de réflexions m'étaient absolument nécessaires. Il s'agissait de faire connaître d'une
manière exacte, succincte et dénuée des longueurs qui eussent dû rendre sa description fastidieuse, la terminaison
d'une maladie nécessairement funeste; de rattacher les phénomènes cadavériques à l'historique de l'état morbide,
c'est-à-dire à l'enchaînement, à la combinaison et à la succession des symptômes qu'avait présentés le sujet avant sa
mort, depuis le commencement de sa maladie jusqu'à
sa terminaison; de justifier l'insuccès de la thérapeutique
et la dissidence, ici inévitable, des gens de l'art, par l'obscurité de l'étiologie, c'est-à-dire de l'appréciation des causes, par la difficulté presque insurmontable du diagnostic,

et surtout par la gravité et la profondeur du siège du mal ,
afin de faire suivre cette observation de réflexions et de
conclusions qui pussent être d'une utilité réelle à mes lecteurs et surtout à mes confrères , mais qui le fussent bien
plus encore si c'était possible à la famille du malheureux
Trinqué... Or vous le sentez , Monsieur , ce n'était point
là l'affaire d'un instant ; aussi j'ose espérer que quand vous
aurez rapproché la difficulté du sujet des obligations jour-
nalières que m'imposent nécessairement les soins que je
dois à une clientèle nombreuse répandue dans un certain
rayon , vous excuserez vous-même le retard qu'a dû nécessairement éprouver la confection de mon travail dans
cette conjoncture.

Après ce préambule indispensable, et qui sert, en outre,
d'exposition à mon sujet , je vais entrer en matière , pour
aborder et traiter successivement toutes les parties, c'est-à-
dire les divisions naturelles qui devaient constituer mon
travail.

Voici maintenant la description succincte des phénomènes
ou des altérations organiques qui devaient principalement
attirer notre attention au moment de l'ouverture du cadavre. Nous avons trouvé le corps considérablement émacié,
surtout dans ses membres ;. le ventre fort gonflé était prodigieusement tendu , et résonnait comme un tambour
quand on le frappait, même légèrement du bout des doigts.
L'ouverture de l'abdomen nous a bientôt appris que cet état
du ventre provenait , non pas d'une accumulation de
gaz dans le péritône (la séreuse abdominale n'en contenait pas dans le sac qu'elle forme), mais bien d'une accumulation de gaz tout à fait extraordinaire dans les intestins grêles, qui en étaient extrêmement distendus.

La distension en avait été poussée si loin dans ces orga-

nes que , sans exagération aucune , leur calibre en était
devenu quatre fois au moins plus considérable qu'il ne l'est
dans l'état normal; l'estomac et les gros intestins avaient conservé leurs dimensions ordinaires ; peut-être même pour-
rait-on dire qu'ils présentaient un volume un peu moindre
que celui qu'ils ont , lorsqu'on les observe dans l'état de
santé ; la rate était remarquablement petite ; quant à la
surface interne du péritoine , nous l'avons trouvée dans
son état normal.

Nous cherchions à isoler , le plus possible , le tube digestif , dans toute son étendue , afin de pouvoir en bien examiner la surface intérieure , lorsque l'un de nous exerçant
une trop forte traction sur une portion d'intestin grêle, pour
la soulever et la présenter à nos regards d'une manière convenable , détermina, par ce mouvement , une déchirure
assez étendue, qui, livrant passage à des gaz abondants mê-
lés à des matières fécales, nous permit de remarquer à l'instant une altération organique méritant toute notre attention. Il nous parut d'hors et déjà qu'à cette lésion organique
devaient se rattacher , fort naturellement , l'ensemble des
symptômes qui avaient constitué la maladie du sujet. Nous
crûmes , en effet, pouvoir la désigner comme la cause
unique de tous les phénomènes morbides constatés pendant
la vie.

Dirigeant alors toutes nos soigneuses recherches sur ce
point, nous avons reconnu autour de la valvule iléo-cæcale
une tumeur à large base, entourant complètement le point
de jonction des intestins grêles et du gros intestin , ayant à
son insertion à peu près quatre centimètres de largeur et
interceptant presque tout à fait la communication des intestins , désignés par la rencontre ou la juxtaposition des
bords libres de sa surface interne.

La tumeur dont il s'agit était de couleur noire ; au premier coup-d'œil, elle nous présenta l'aspect de ces productions auxquelles on a donné le nom de *melanoses* ; mais un examen plus attentif nous fit bientôt reconnaître dans sa composition des tissus évidemment organisés. Formée d'aspérités fongueuses à sa surface, elle présenta dans son intérieur des filaments entre-croisés qui laissaient entre eux des vaisseaux gorgés de sang et des espaces ou des vacuoles spongieuses dans lesquelles se trouvait épanchée une matière mélanique. Ce sang décomposé paraissait avoir long-temps séjourné dans cette partie. En essuyant la tumeur à l'aide d'un linge blanc, nous remarquâmes que celui-ci se tâchait comme avec de l'encre.

Ayant divisé cette tumeur au moyen d'un instrument tranchant, nous avons vu tout aussitôt un liquide très-noir sourdre de tous les points divisés, comme par une sorte d'exsudatiou. Enfin, en prenant à plusieurs reprises le corps de la tumeur entre nos doigts, nous avons reconnu dans son organisation les caractères du *tissu érectile accidentel*.

Autour de cette tumeur, à une certaine étendue et sur la surface intérieure des intestins, la muqueuse était injectée, boursoufflée et friable. Sa surface extérieure ou péritonéale présentait des inégalités ou *bosselures d'un violet noirâtre*.

L'estomac était vide ; sa membrane recouverte d'un velouté assez épais présentait quelques plaques légèrement injectées.

La surface intérieure de l'intestin grêle laisait voir, comme l'estomac, des plaques isolées du même genre.

Quant au gros intestin, réduit à un calibre sensiblement au-dessous de l'état normal, il contenait une assez grande quantité de matières fécales , diffusément répandues dans toute sa longueur.

Je vais maintenant esquisser à grands traits, et sans entrer dans des détails trop minutieux ou superflus, l'ensemble ou la succession des symptômes qui ont constitué la dernière maladie du docteur *Trinqué*.

Le docteur Trinqué était âgé de 60 ans quand il est mort.

Doué d'une forte constitution , il avait presque toujours joui d'une santé parfaite, et il s'était montré en toute circonstance aussi plein d'activité que d'intelligence. Il était pourtant constamment absorbé par des soucis., des soins multipliés et de divers genres , et des préoccupations , je dirai presque tyranniques, inséparables d'une importante et grave industrie , et il lui est souvent arrivé d'entreprendre des voyages longs et pénibles , alors précisément que son esprit se trouvait sous l'influence des contentions les plus fortes et les plus soutenues.

Le docteur Trinqué était, du reste, fort régulier d'ordinaire dans ses habitudes diététiques , quoiqu'il fût parfois quelque peu intempérant , comme par accès plus ou moins éloignés. Il se livrait en quelques circonstances à ces plaisirs de table poussés jusqu'à une douce licence , auxquels ne répugnent pas, de temps en temps, les hommes les plus réguliers, et souvent même les plus graves.

Long-temps avant la manifestation du premier grand symptôme de sa maladie, le docteur Trinqué se plaignait d'une diminution notable survenue dans son appétit ; et, à chaque repas , il éprouvait une gêne ou un malaise l'obligeant à lâcher ses habits au niveau du ventre , pour donner à cette partie toute la liberté dont elle avait alors besoin.

Appelé aux séances du conseil général du département, dont il était un des membres les plus zélés et utiles, M. Trinqué voulut continuer à faire acte de bon citoyen, quoique l'état dans lequel se trouvait déjà sa santé eût dû l'empêcher de se dévouer, dans l'intérêt de ses compatriotes et mandataires, de manière à faire naître de justes craintes pour sa propre conservation, dans l'esprit de ses parents et de ses amis. Outre les symptômes déjà indiqués, il éprouvait encore des déjections sanguinolentes qui étaient plus que suffisantes pour l'autoriser à garder, sinon le lit, tout au moins le repos dans son appartement.

Le résultat naturel et facile à prévoir d'une pareille imprudence ne se fit pas longtemps attendre. Arrivé à Foix, les déjections alvines sanguinolentes devinrent promptement copieuses, et constituèrent un *mélœna* des mieux caractérisés.

Accoutumé à brusquer ses maux, M. Trinqué semblait destiné à accumuler imprudences sur imprudences. Dans cette occasion, rentrant chez lui, tout fatigué de la grande perte de sang qu'il avait essuyée, il voulut encore, malgré tout et se traînant à peine, donner ordre à ses affaires privées, en y consacrant tous les soins et toute l'attention soutenue qu'elles exigeaient. Les selles toujours sanglantes parurent comme teintes par de l'encre, tant était noir le sang qui se mêlait constamment aux déjections. Les fonctions du tube digestif furent sensiblement altérées, et les mouvements normaux de l'estomac et des intestins furent intervertis; des vomissements survinrent. Les matières vomies ne furent autres d'abord que les substances alimentaires qui avaient été ingérées, mais elles furent bientôt suivies d'évacuations de bile variant autant dans leur quantité que dans leur couleur.

(35)

Parmi les matières ainsi expulsées par le mouvement antipéristaltique du tube digestif, on remarqua un *ténia* qui, dans cette circonstance, comme dans tant d'autres cas de maladies vermineuses, n'avait donné lieu à aucun symptôme assez significatif pour faire raisonnablement soupçonner la présence d'un pareil hôte parasite.

A cet état de trouble de l'œsophage, de l'estomac et de la portion supérieure des intestins grêles tout au moins, vinrent se joindre des symptômes qui sont tous d'une grande importance et qu'il est fort essentiel de noter ici.

La formation des gaz, occasionnée par l'altération des fonctions digestives, donnait lieu à un météorisme douloureux, affectant à un certain degré tout l'abdomen, mais qui devenait successivement plus intense dans divers points de cette cavité, comme on pouvait s'en assurer facilement par la simple vue, malgré l'épaisseur des parois abdominales. Ces déplacements de gaz, que l'œil suivait avec facilité dans les diverses anses intestinales qu'ils parcouraient, faisaient des saillies ou des bosselures nécessairement mobiles derrière les parois abdominales, et ces gonflements, quoique inconstants dans leur siége, s'accompagnaient toujours d'une forte proéminence et de borborygmes aussi douloureux que tumultueux. Quant aux selles, elles étaient complètement supprimées.

M. Trinqué était sujet à un état nerveux ou spasmodique presque continu, et à des accès de fièvre qui, bien que n'étant pas périodiques, n'en étaient pas moins bien caractérisées par les trois stades qui les constituent. Le sommeil était absolument nul, et, pendant cet état prolongé de cruelle veille, le malade était en proie à des mouvements spasmodiques, à des soubresauts des tendons, à une soif intense et à des angoisses perpétuelles qui ne lui permettaient pas de trouver une position assez bonne pour qu'il pût goûter un seul instant de repos ; il ne se manifestait, sinon un calme parfait, du moins un peu de soulagement qu'après que les vomissements avaient expulsé, outre les matières bilieuses dont il a été question, d'autres matières bien distinctes, que leur couleur et leur odeur, rapprochées du goût détestable qu'elles faisaient éprouver au malade au moment de leur passage dans la bouche, autorisaient à regarder comme étant évidemment des *matières fécales*.

Enfin après quelques jours de cruelles souffrances, passés au milieu des symptômes qui viennent d'être décrits, les nombreux lavements émollients, adoucissants et calmants de divers genres qui avaient été pris, amenèrent d'abondantes évacuations par les voies inférieures, et un bien-être des plus manifestes se déclara. Les vomissements se suspendirent, et le ventre, qui avait été météorisé et si douloureusement distendu, s'affaissa et ne fit plus éprouver aucune douleur. Le pauvre malade avait un bien grand besoin de ce soulagement tant souhaité et longtemps vainement attendu.

M. Trinqué ayant témoigné le désir de prendre des aliments légers, en petite quantité et de facile digestion, il y fut autorisé avec toutes les précautions que la prudence suggérait naturellement dans ce cas ; et quand il en eut pris, nous nous aperçûmes avec satisfaction qu'il n'en était pas immédiatement incommodé. Toutefois le sommeil ne reparut point encore ; les borborygmes, qui avaient cessé d'être douloureux et continus, ne se faisaient plus entendre qu'après d'assez longs intervalles. Le pouls, qui pendant toute la durée du trouble général avait été manifestement fébrile, reprit alors sa régularité normale. La langue, dont la chaleur, la sécheresse et le pointillé rouge étaient des signes manifestes d'irritation avec inflamation légère de quelqu'une des parties affectées, prit un aspect tout à fait satisfaisant. Le malade se trouva, en un mot, dans un état de bien-être réel ; et il exprima le calme dont il jouissait en des termes si formels qu'il n'était plus permis de conserver le moindre doute à cet égard. Aussi, quoique les symptômes de cette cruelle maladie eussent été des plus intenses et des plus graves, nous nous crûmes naturellement autorisés à espérer que nous verrions la santé se rétablir immédiatement ; sans que l'état du malade eût besoin, pour cela, d'aucune transition, de ce temps intermédiaire de retour à l'état normal qui est de rigueur dans tant d'occasions analogues et que tout le monde connaît sous le nom de *convalescence*.

Malheureusement le sommeil ne reparaissait point et les borborygmes, qui, pour nous rassurer d'une manière parfaite, auraient dû complétement se dissiper, persistaient encore, quoique ne se manifestant que de loin en loin.

Cinq ou six jours s'écoulèrent dans cet état si satisfaisant, qui, malgré nos vœux et nos espérances, ne devait être qu'une courte suspension des symptômes alarmants, qu'une sorte de calme seulement apparent et presque trompeur...., Bientôt, en effet, le ventre s'enfla de nouveau, les vomissements recommencèrent, les selles brusquement supprimées se firent indéfiniment attendre. Les symptômes d'irritation gastro-intestinale, les vomissements, de matières bilieuses d'abord et fécales ensuite, recommencèrent : en un mot, les phénomènes morbides déjà décrits se manifestèrent de nouveau et se montrèrent exactement tels qu'ils avaient été dans la première scène; et, grâce à de nouvelles et abondantes évacuations par les voies inférieures, qui vinrent se joindre aux vomissements, le malade put jouir encore d'un calme analogue à celui qui avait suivi le premier orage.

M. Trinqué éprouva ainsi, à plusieurs reprises, des alternatives de retour des symptômes, avec cette différence pourtant que les intervalles de calme furent nécessairement plus courts; que les symptômes d'irritation et d'inflammation s'émoussèrent peu à peu, tandis que les spasmes nerveux et la douleur qui en étaient les compagnes inséparables, prirent une intensité de plus en plus prononcée; que la prostration des forces du malade s'accrut d'une manière effrayante, et que, dans les derniers temps, au trouble des fonctions succédait non pas un sommeil naturel, que le malade semblait avoir perdu sans retour, mais bien une sorte d'assoupissement léthargique, ayant plus les caractères de la fatigue qui succombe que d'un repos calme et réparateur.

Il s'écoula plus de trois mois durant lesquels ces alternatives se renouvelèrent; les périodes de souffrances devinrent plus intenses et de plus en plus prolongées; de sorte que, ayant progressivement diminué, pour se réduire définitivement à rien, les périodes de calme, ou plutôt de somnolence et d'insensibilité par stupéfaction, disparurent, et les souffrances, devenant continues, ne permirent plus dès lors un seul instant de relâche.

M. Trinqué, tombé insensiblement dans un marasme complet, s'éteignit, pour ainsi dire, en conservant jusqu'à son dernier moment l'intégrité de ses facultés intellectuelles et morales. On ne sait vraiment si l'on doit admirer ou déplorer la singulière liberté qu'il eut alors d'assister, comme eût pû le faire un témoin étranger, à la décadence, à la dégradation et à la ruine définitive de sa constitution humaine et seule périssable!..... A proprement parler, on peut dire que véritablement il se vit mourir en détail; qu'il fut témoin presque de sa putréfaction.

D'après ce qui précède, il est aisé de se faire une idée de l'insuccès soit des méthodes thérapeutiques, soit des médicaments ou remèdes de divers genres qui ont été dirigés vers le fonds de cette affection, déjà incurable par sa nature, et rendue, en outre, inabordable par son siége, et de prévoir surtout combien, dans des conjonctures où un diagnostie précis était si difficile, pour ne pas dire impossible, les gens de l'art ont dû être nécessairement divisés d'opinions entre eux. Aucune des médications employées contre cette terrible affection ne pouvait être efficace, quoiqu'on eût pris les précautions les plus convenables pour les rendre telles. Des confrères renommés pour leur solide et brillante capacité avaient été appelés, réunis en consultation, et priés de payer leur tribut de lumières dans cette conjoncture... M. *Ducasse*, ce professeur si brillant, ce praticien si consommé!..... M. *Metgé*, ce médecin si judicieux!... M. *Bordes-Pagés*, déjà si riche de connaissances acquises et si plein d'avenir!..... M. *Caors*, si prudent et si sage!..... Quel autre malade a jamais reçu dans notre ville d'aussi rassurantes garanties?..... mais, comme on le sent bien, la matière médicale et la thérapeutique réunies ne pouvaient que se montrer presque entièrement impuissantes dans cette occasion. Ainsi qu'on l'a vu, quelques légers amendements de symptômes étaient possibles sans doute; mais une guérison réelle était bien certainement au-dessus des ressources de l'art; aussi n'obtint-on que des soulagements momentanés ou passagers, en ayant recours à des applications de sangsues, à l'emploi des lavements, soit froids, soit émollients, soit calmants, soit antispasmodiques, soit purgatifs, à des applications de compresses imbibées d'eau froide sur le ventre, à l'ingestion de boissons acides, du petit-lait, du lait à la glace, de la glace en nature et des potions antiémétiques, à des purgatifs, etc., etc., etc.

Je crois parfaitement inutile de rappeler ici soit les dissidents des médecins consultés, que la difficulté du cas justifie, du reste, suffisamment, soit les milles théories oontradictoires par lesquelles on cherchait à légitimer les médications proposées, plus d'une fois mal déduites d'un état morbide, obscur et caché, dont la véritable et précise nature était impossible à connaître.

Il est pourtant une circonstance du tableau de la maladie à laquelle je ne crains pas de dire qu'on aurait dû attacher un peu plus de valeur : c'est là ce qui m'a fait penser que j'étais dans l'obligation de la noter ici. Une once et demie d'huile de ricin fut administrée par la bouche; un malaise notable fut la suite de cette ingestion; bientôt deux selles, mais peu abondantes, furent poussées, et elles furent suivies d'une série de vomissements, qui fatiguèrent considérablement le malade. En examinant avec soin les matières vomies, on reconnut, au fond du vase, *une grande quantité de pepins de raisins.* Or, c'est précisément ceci qui me paraît remarquable et qui me semblerait avoir dû être propre à jeter quelque jour sur les difficultés du cas actuel. *La date à laquelle le malade avait mangé des raisins remontait à deux mois et demi.* Cette circonstance, jointe à la considération des principaux symptômes de la maladie, aurait dû, ce me semble, faire irréfragablement admettre l'existence d'un obstacle mécanique , arrêtant la marche normale des matières ingérées dans un point des voies digestives, alors même qu'on était forcé de convenir qu'il était impossible de déterminer d'une manière précise soit la véritable position , soit la forme exacte, soit enfin la nature intime de cet obstacle.

Il est souvent arrivé, du reste, que, comme nous avons eu l'occasion de nous en convaincre à peu près généralement, on a pris pour d'heureux effets de médications préjugées bien indiquées des diminutions de symptômes fâcheux de l'état morbide, qui ne dépendaient que de la cessation spontanée et naturelle de ces phénomènes, ordinairement nerveux dans leur essence, ou de l'épuisement des forces qui en était la véritable cause productive.

Les détails qu'on vient de lire dans les trois premières divisions de cette lettre étaient absolument de rigueur, pour que le lecteur pût facilement comprendre et convenablement apprécier les interprétations des phénomènes, et les réflexions qui devaient les suivre. Je me suis attaché à bannir de ces tableaux les minuties qui, trop multipliées ou mises trop en saillie, n'auraient pu que nuire à l'effet géneral; mais j'aurais eu des reproches à me faire, tout en encourant le risque de ne point être compris de ceux qui doivent ou pourront me lire, si j'avais négligé quelqu'une des circonstances de l'étiologie, de la symptômatologie, du diagnostic et du pronostic, susceptibles d'être expliquées par le siége, par la forme, par le volume et par la nature ou la constitution intime de l'altération organique, rencontrée au moment de l'ouverture du cadavre.

Si , par une sorte de revue rétrospective, nous portons maintenant notre attention sur les premiers symptômes de la maladie, nous voyons, pour ainsi dire, la difficulté des digestions et l'obligation où se trouvait M. Trinqué de rendre ses vêtements plus lâches à la hauteur de son ventre nous signaler presque l'époque à laquelle nous rapporterions le plus volontiers la formation primitive de cette tumeur, qui, par sa position et sa nature, devait être si funeste un jour. Cette lésion organique n'agissait probablement alors que par un commencement de gêne mécanique, qu'auraient très probablement augmenté encore des vêtements trop serrés à la hauteur du milieu du ventre, surtout si, par une sorte d'instinct, M. Trinqué n'avait eu alors la précaution de mettre la partie malade un peu plus à son aise.

On sait que dans mille circonstances, il suffit de la présence de matières saburrales muqueuses ou bilieuses, n'importe, ou bien d'un ver, pour que l'appétit soit diminué et que les fonctions du tube digestif, se trouvent sensiblement altérées.

Quoique connaissant d'ailleurs l'influence des préoccupations d'un certain genre et des passions tristes, notamment sur la production des tumeurs squirrheuses ou même cancéreuses du pylore, je ne saurais trouver un rapport de causalité quelque peu satisfaisant entre la manière de vivre de M. Trinqué et la nature de la tumeur dont il s'agit principalement dans cet écrit.

Quand on connaît la constitution anatomique de la tumeur iléo-cæcale, rencontrée dans l'ouverture cadavèrique; quand on se souvient de ce tissu érectile, spongieux, gorgé de sang, qui la constituait, il est aisé de se rendre raison des déjections sanguinolentes qui ne tardèrent pas à suivre chez M. Trinqué les symptômes primordiaux déjà énumérés ou décrits. De simples polypes charnus des muqueuses nasale, pharyngienne, intestinale et utéro-vaginale, donnent souvent lieu à des hémorragies analogues, quoique leur tissu ne soit pas aussi favorable à la production de fluxions de cette nature que le tissu érectile, spongieux et complètement imbibé de sang, dont il s'agit ici.

Cette tumeur, analogue à celle que j'ai trouvée décrite dans l'article *Mélanoses*, du *Dictionnaire de Médecine*, en vingt volumes, par M. *Andral fils*, me paraîtrait de la nature de celles qu'on a désignées sous le nom de *fongus hématode*. Cette maladie, fort bien décrite par les auteurs, dans des cas où elle occupait l'œil, le testicule et les membres, a été appelée aussi *fongus saignant, tumeur spongieuse, cancer mou, carcinome sanguin* et *sarcôme médullaire*.

J'avouerai, en outre, que dans le cas qui fait le sujet principal de cette lettre le fongus hématode ne présenterait pas une tumeur sanguine spongieuse sans complication. Je serais tenté de croire, au contraire, que chez M. Trinqué le sang, profondément atteint par la maladie dans ce qu'il a de plus vital, se trouvait avoir une tendance spéciale à une prompte décomposition, par suite de cette altération intime de ses facultés vitales. C'est ainsi que j'expliquerais d'une manière qui paraîtrait toute naturelle, l'état, comme de putréfaction, du sang qui se trouvait mêlé aux matières expulsées par les vomissements; les injections et la friabilité de la muqueuse intestinale au voisinage de la tumeur; la couleur *violet noirâtre* des bosselures que présentaient les intestins à leur surface extérieure ou péritonéale, et surtout la couleur noire du sang épanché dans les vacuoles spongieuses de la tumeur, qui, comme il a été dit, tachait à la manière d'une encre indélébile le linge dont on se servait pour essuyer les surfaces de l'intérieur de la tumeur que l'instrument tranchant avait mises à nu. S'il existe une maladie méritant la dénomination de *melœna*, et qui doive rigoureusement être distinguée de la simple hémorragie gastro-intestinale, je déclare formellement que je ne saurais la voir ailleurs que dans la fâcheuse complication pour la tendance à la putréfaction que présenterait le sang dans tous les cas analogues à celui dont il s'agit ici.

Du reste, la constatation de la nature fongueuse hématodée de la tumeur iléo-cæcale à laquelle a succombé M. Trinqué fournirait plus spécialement encore aux gens de l'art des motifs de consolation, ou plutôt de puissantes ressources, pour dissiper entièrement leurs regrets ou leurs craintes de n'avoir peut-être pas fait tout ce qui était en leur pouvoir dans cette occasion, puisque, comme le prouvent des faits irrécusables, la terrible affection dont il s'agit est presque toujours incurable, alors même que, se trouvant à l'extérieur, elle est dans les conditions les plus favorables à une opération chirurgicale.

La quantité fort considérable de sang évacué provenait-elle uniquement de la transsudation de cette humeur, si éminemment vitale, par la surface interne et peu étendue de la tumeur hématodée, ou bien l'état de distention extrême de l'intestin grêle, dans une si grande étendue, donnait-il lieu aussi à des transsudations sanguines analogues, siégeant dans des points de la muqueuse intestinale plus ou moins éloignés de la tumeur?.... C'est là une question à laquelle il est difficile de répondre, d'après une conviction ayant toute la force d'une certitude, suite d'une démonstration. Je dois me contenter de dire ici que le dernier de ces deux sentiments est, selon moi, le plus probable.

La présence du ténia parmi les matières vomies est un épiphénomène qu'il ne fallait point omettre, mais qui est tout à fait sans aucune importance en ce lieu. Si dans beaucoup de circonstances cette espèce de ver manifeste sa présence et ses agressions contre le tube digestif par des symptômes spéciaux, faciles à saisir et à convenablement interpréter, dans beaucoup d'autres circonstances encore son volume et l'action de ses suçoirs sur la muqueuse ou même sur les tuniques intestinales sont si peu ressenties par l'économie vivante, habitée par cet hôte parasite, que, sans une grande expérience, je dirais presque sans un tact médical tout particulier, même un bon médecin ne saurait les deviner, et même les soupçonner !

Quant au développement des gaz qui distendaient l'estomac et les intestins grêles, nous l'avions trop bien, trop souvent et trop facilement constaté du vivant même du sujet pour que nous puissions être étonnés de le retrouver au moment de l'autopsie cadavérique. Il est pourtant vrai de dire qu'au moment où l'ouverture de l'abdomen mit l'estomac et les intestins plus à leur aise, les gaz, jusques là comprimés par les muscles abdominaux, se raréfièrent d'une manière si remarquable qu'elle dépassa toutes nos prévisions à cet égard.

Il n'est pas un seul d'entre nous, du reste, qui ne fût à même d'assigner à cette production de matières gazeuses plusieurs causes des plus faciles à soupçonner. Il n'est pas de praticien qui ne sache que la présence, dans le tube digestif, de quelque substance qui, même en petite quantité, résiste à l'action des forces digestives, donne lieu par cela seul à l'émission de gaz acides, nidoreux et témoignant de l'impuissance où se trouve le tube digestif à cet égard. Un obstacle au libre cours de la substance alimentaire, dans un point du tube gastro-intestinal quel qu'il soit, suffit de son côté, comme on le sait, pour donner lieu à un développement de gaz en tout analogue. Enfin la distension des tuniques qui composent le tube intestinal ne saurait exister à un aussi haut degré surtout que celui où elle se trouvait dans ce cas, sans que, pour cette cause, les fonctions de l'intestin aussi prodigieusement dilaté ne fussent profondément altérées; d'où, par conséquent, devait naturellement découler une troisième circonstance, favorisant encore, comme les deux autres, le prodigieux développement de gaz que l'on avait rencontré. Tout cela rend ce cas singulier des plus intéressants pour la science, quoique par sa nature la terminaison ait dû nécessairement en être funeste.

Le calibre des gros intestins avait diminué parce que, comme nous l'expliquerons plus bas, les matières alimentaires ne parvenaient jusqu'à eux que dans les seuls moments de crise ou d'efforts médicateurs naturels et spontanés. Cette diminution de calibre est l'effet d'une loi générale, s'appliquant parfaitement à tous les canaux excréteurs qui se trouveraient dans le cas où était celui-ci. Il est presque inutile de dire que la suppression des selles dépendait elle-même de la cause assignée à la diminution du calibre des intestins, je veux dire la présence de la tumeur iléo-cæcale : un obstacle dans ce lieu devait nécessairement amener ce double résultat. J'ai cru devoir regarder la diffusion des matières accumulées dans les gros intestins comme une preuve d'ancienne inaction de ces organes ; d'ordinaire les matières fécales sont isolées par masses dans le trajet des gros intestins et surtout du colon.

L'état nerveux ou spasmodique général auquel se rattachaient également le malaise, les angoisses, les insomnies, les accès ou plutôt les exacerbations fébriles (car, du moment que la maladie a été bien caractérisée, le pouls n'a plus été naturel ; il était toujours plus fréquent que de coutume), et auxquels se liaient aussi les borborygmes douloureux, qui ne doivent être considérés que comme des mouvements convulsifs du tube gastro-intestinal ; cet état nerveux, dis-je, qui enchaînait presque mécaniquement, pour les traîner après lui, les symptômes variés qui viennent d'être énumérés, dépendait lui-même d'une manière nécessaire de l'obtacle constitué par la tumeur fongueuse hématodée ; à cet obstacle se rattachaient plus physiquement encore les vomissements de matières glaireuses, bilieuses, sanguinolentes et enfin stercorales, parce que sous ce dernier rapport le cas qui nous occupe avait beaucoup d'analogie avec l'invagination intestinale, la nouûre des intestins, certaines hernies étranglées internes et le *miserere*.

Quand on eut connu le point où se trouvait l'obstacle formé par la tumeur, on fut naturellement moins surpris de ce qui avait été remarqué touchant l'expulsion des pepins de raisins. Il était aisé de concevoir, en effet, que des matières moins dures que les pepins de raisins, arrivant soit devant la valvule iléo-cæcale, soit même devant la partie la plus rétrécie par la tumeur, aient pu s'engager et continuer leur trajet, en franchissant les obstacles insurmontables pour ces graines végétales.

Cette circonstance rend parfaitement raison de leur accumulation et de leur séjour, pendant un temps plus ou moins long, dans la partie de l'intestin grêle la plus inférieure et la plus rapprochée par conséquent de l'obstacle constitué par la tumeur. Quant au long séjour de ces corps étrangers dans le tube digestif, sans qu'aucun symptôme ait fait soupçonner leur présence, il ne doit pas surprendre les praticiens qui, même n'en ayant pas rencontré des exemples dans leur pratique, ont eu l'occasion de consulter sur ce point les observateurs qui nous ont précédés.

Il n'est pas probable que dans le cas actuel les matières fécales qui se trouvaient mêlées aux matières glaireuses, bilieuses et sanguinolentes, soient remontées du gros intestin dans l'intestin grêle et l'estomac, après avoir franchi simultanément la valvule de bauhin ou iléocæcale et le rétrécissement formé par la tumeur. Je dirai pourtant que, d'après certains faits rencontrés dans quelqu'une de mes lectures, je me souviens d'avoir vu affirmer par des auteurs dignes de foi qu'à l'occasion de vomissements opiniâtres et violents, le mouvement antipéristaltique de l'estomac et des intestins s'était prononcé d'une manière si énergique que l'expulsion de la matière de plusieurs lavements, et que même celle d'un suppositoire médicamenteux, introduit dans l'anus sans avoir été préalablement fixé par un lien à une cuisse, en avait été la suite, au grand étonnement de ceux qui se trouvaient être témoins d'un pareil phénomène.

Chez le sujet de notre observation les matières dont il s'agit venaient très probablement du seul intestin grêle, où l'on sait qu'elles commencent à prendre déjà le caractère fécal. La présence de la tumeur doit être nécessairement regardée comme un double obstacle à franchir dans la supposition contraire.

Ce que j'ai dit concernant les rapports ou les points de

contact qu'avait le cas actuel avec le mélæna d'une part et les tumeurs mélaniques ou *la mélanose* de l'autre, est sûrement suffisant : aussi me dispenserai-je d'entrer ici dans de nouveaux détails sur ce point.

Il sera plus utile, sans doute, d'expliquer convenablement, d'après la connaissance de la lésion organique, le vrai mécanisme à l'aide duquel la nature procurait des crises toujours suivies de soulagement.

Il faut nécessairement admettre ici que, lorsque l'accumulation des matières fécales avait acquis un certain degré, le resserrement occasionné par la tumeur cessait de résister à la forte pression des matières qui séjournaient depuis plus ou moins de temps sur l'obstacle ; ce qui donnait lieu au passage subit d'une grande quantité de matières fécales dans le gros intestin, et à leur expulsion par l'anus. Ce franchissement, en quelque sorte par accès critiques, doit être ici considéré comme un effet médicateur par lequel la nature a combattu le mal tant que ses forces ont été en assez bon état pour le lui permettre. La souplesse d'une grande partie du tissu spongieux de la tumeur a dû favoriser alors le passage des matières, soit par la pression à laquelle elle a été soumise, soit même par le dégorgement de cette sorte d'éponge sanguine, qui faisaient prendre à cette maladie l'aspect du *mélæna*.

Malheureusement tous ces efforts médicateurs n'étaient que palliatifs par la nature même du mal ; les forces devaient s'épuiser peu à peu, surtout incessamment diminuées encore, comme elles l'étaient, par la fièvre, les spasmes douloureux et les insomnies soutenues. La terminaison de cette cruelle affection devait nécessairement être funeste !....

Dans un pareil état de choses, il fallait donc, de toute

4

rigueur, que le calme que procuraient ces sortes de crises
fût de très courte durée. En effet, le rétrécissement du
tube digestif, qu'elles occasionnaient, augmentait au point de
devenir imperméable, et les fâcheux symptômes qui avaient
été suspendus ne tardaient point à reparaître, avec une intensité d'autant plus considérable que l'affaiblissement des
forces du malade leur donnait une plus grande facilité
et pour s'établir et pour persister davantage. L'émaciation
et la mort étaient donc la conséquence inévitable, la terminaison infaillible et promptement forcée, d'une maladie
dont une pareille lésion organique constituait le fond.

Quand bien même la tumeur iléo-cæcale aurait été simplement squirrheuse, elle eût été incurable par le fait seul
de sa position, et nécessairement funeste par l'obstacle insurmontable qu'elle devait opposer au libre cours des matières fécales. Mais la tumeur sanguine, le fongus hématode, traînant à sa suite toutes les funestes conséquences
du squirrhe, avait de plus que cette dernière maladie un
caractère diathésique, analogue à celui du cancer. On
peut voir, en effet, dans les ouvrages de chirurgie que,
lorsque le fongus hématode est extérieur et accessible aux
moyens chirurgicaux, comme quand il occupe le testicule,
l'œil et les membres, l'ablation de la tumeur ne sauve
que bien rarement le malade; presque toujours la maladie se reproduit, souvent même peu de temps après l'o-
pération.

Il était évidemment impossible, comme on le voit, de se
faire une juste idée de la nature intime de l'obstacle dont
dépendaient tous les phénomènes morbides du vivant du
sujet. La divergence des sentiments des médecins consultés,
ou plutôt la différence des explications qu'ils donnaient
des phénomènes morbides secondaires ou tertiaires, était

absolument inévitable, par la grande raison que la nature intime et la connaissance du siége précis de la tumeur nous était et ne pouvait que nous être parfaitement inconnue, tant aux uns qu'aux autres.

Quant à l'existence d'un obstacle au cours des matières fécales dans un point de la partie inférieure du tube digestif, obstacle gênant considérablement le passage de ces matières, mais susceptible d'être surmonté ou franchi par elles dans certaines occasions, il m'avait paru difficile de se refuser à l'admettre, si l'on interprétait convenablement les circonstances du fait relatives surtout à l'expulsion des pepins de raisins..... Je dois dire qu'à dater de ce moment mon habile confrère le docteur *Caors* ne s'est jamais départi de cette opinion. Nous n'avons donc pu qu'être étonnés que notre sentiment sur ce point n'ait pas été généralement bien apprécié et adopté, tant nous étions en droit de penser que l'ouverture du cadavre ne ferait que confirmer les déductions logiques rigoureuses qui se rapportaient à cet objet.

Une question de la plus haute importance, qui se présente naturellement ici, est celle de savoir si la maladie à laquelle a succombé M. Trinqué est une maladie héréditaire ?

On a bien dit que la sœur de M. Trinqué était morte ellé-même d'une maladie dont les symptômes présentaient la plus grande analogie avec ceux qui viennent d'être décrits; mais, outre qu'il s'agit ici seulement d'un *on dit* n'inspirant que peu de confiance, on sent bien que l'identité des symptômes morbides et des lésions organiques supposées dans ce cas aurait dû nécessairement avoir été établie par un homme de l'art, si l'on avait voulu qu'elle parût digne de quelque considération sérieuse de notre part. Pour ce qui me concerne, je ne craindrai pas de dire que, quand bien même il serait démontré que le fongus hématode, produit d'une disposition morbide générale *sui generis*, fût bien l'affection à laquelle ont succombé M. Trinqué et sa sœur, je ne dois pas encore me hâter de conclure que le fongus hématode est une maladie héréditaire. Le fongus hématode est une maladie observée depuis trop peu de temps, et les cas que l'on en connaît sont jusqu'à cette époque trop peu nombreux, pour qu'il soit permis d'avoir des idées bien arrêtées sur ce point des plus importants.

En supposant, ce qui est bien loin d'être prouvé, que le frère et la sœur ont succombé tous les deux à la même affection, il faudrait tout au moins que leur père ou quelque enfant de l'un ou de l'autre eussent péri de la même manière pour qu'une maladie héréditaire pût ici être soupçonnée à bon droit. Il est certain que cette conclusion serait évidemment trop hâtive et forcée, si l'on était assez peu prudent et logique pour la tirer du seul fait que je viens de placer sous les yeux de mes lecteurs.

Ce qu'il y a de plus raisonnable dans cette circonstance, c'est de penser que, dans la supposition même que nous avons faite, le frère et la sœur, sans apporter en naissant précisément le germe d'une maladie héréditaire, auraient pu naître l'un et l'autre avec les conditions de tempérament les plus propres à favoriser le développement *primitif* et sporadique ou isolé de cette maladie.

Je ne pense donc pas, Monsieur, que la maladie que je viens de décrire et de commenter doive faire naître le plus léger soupçon d'hérédité dans l'esprit d'aucun des membres de la famille de M. Trinqué, au moins jusqu'à ce moment. Cela ne veut pas pourtant dire que je n'aie pas quelques conseils à donner à cette même famille, que je

me fais un plaisir et à la fois un devoir de rassurer; mais
je m'empresse d'ajouter que ces conseils doivent être circon-
scrits, pour le présent, dans les limites de l'hygiène, c'est-
à-dire l'art de conserver la santé, ou tout au plus dans celles
de la prophylaxie, c'est-à-dire l'art de prévenir la manifestation des maladies de nature déterminée que l'on croirait
devoir redouter.

Comme les conseils hygiéniques qu'il conviendrait de
donner dans cette occasion rentrent dans les pratiques
hygiéniques communes, avec lesquelles elles se confondent,
et je pourrais même dire s'identifient, je me dispenserai
d'entrer dans aucun détail sur cet objet. Il n'est pas d'individu, ayant reçu surtout une éducation libérale, qui ne
sache, mieux que ne le sait son médecin, ce qu'il peut
tolérer sans inconvénients, ce qui lui fait mal et ce qu'il
doit absolument éviter : ce qui manque à chacun, ce n'est
ni la connaissance des objets, ni les préceptes théoriques;
mais c'est le plus souvent, et je dirai presque toujours, la
sagesse ou le courage nécessaire pour les mettre convenablement à exécution.

Mais, si, par l'effet de circonstances impossibles à prévoir,
il se manifestait soit chez les enfants de M. Trinqué, soit
chez un membre quelconque de cette famille, ou une douleur profonde, gravative, constante, dans une partie de
la cavité abdominale surtout, ou bien des vomissements
rebelles de matières bilieuses ou muqueuses, mêlées à des
matières sales faisant soupçonner la présence ou de matières
fécales ou d'une petite quantité de sang détérioré, on ferait
bien d'avoir promptement recours à tous les moyens les
plus rationnels pour établir la liberté du tube digestif, substituer au mouvement antipéristaltique dont le vomissement
est l'effet, le mouvement péristaltique qui dirige les fonc-

tions de ce tube dans l'état normal ; d'opérer des dérivations et des révulsions vers les parties inférieures et principalement vers l'anus, en donnant la préférence aux sangsues, dans le cas où l'on soupçonnerait l'existence d'une tumeur sanguine, afin de tâcher de prévenir, s'il en éait temps encore, la formation du vice organique que l'on devrait redouter.

J'ai l'honneur d'être avec des sentiments très-distingués,

MONSIEUR,

Votre très-humble et très-obéissant serviteur,

SENTEIN.

Saint-Girons (Ariège), le 10 janvier 1847.

ENGORGEMENT *du rein droit , suite d'une fièvre intermit-*
tente quotidienne rebelle , accompagné d'un dépôt des
urines ayant l'apparence du pus. — Traitement par les
eaux d'Audinac. — Guérison.

M. D. S., jeune homme de vingt-cinq ans, d'un tempérament sanguin, légérement lymphatique, ayant abusé de ses
forces en se livrant à des excès vénériens , fut atteint, en
avril 1844, d'un frisson extrêmement vif, accompagné
d'un sentiment douloureux dans l'épine du dos et le cuir
chevelu. Ce froid alla en augmentant pendant environ demi-
heure, mit presque le même temps à diminuer progressivement et à disparaître, pour faire ensuite place à un mouvement d'expansion , qui s'établit peu à peu, augmenta rapidement, et s'accompagna d'une chaleur considérable et d'une
sueur abondante avec force, fréquence et développement
du pouls, quatre heures après. Ces symptômes ne disparurent complètement que cinq heures plus tard. La durée totale de l'accès fut, comme on le voit, d'un peu plus de dix
heures. Le lendemain et le surlendemain il parut à la
même heure un nouvel accès, qui eut à peu près la même
durée.

Un médecin fut appelé le soir du jour où avait paru
ce troisième accès. Prenant en considération les antécé-
dents du malade, l'état de sa langue, le goût ordinaire
qu'il trouvait à ce qu'il mangeait ou ce qu'il buvait le
soir ou la nuit, c'est-à-dire dans l'apyrexie, et ayant
soigneusement noté principalement l'absence de toute

douleur pouvant faire craindre, si elle eût existé dans
quelque cavité, qu'un organe important ou un viscère
ne fussent menacés d'une inflammation et de ses suites
graves possibles, il trouva convenable de ne combattre
d'abord cette fièvre intermittente quotidienne que par
le repos, des boissons adoucissantes et raffraîchissantes,
et un régime exclusivement composé de mets légers et
faciles à digèrer.

Le huitième jour de la maladie, l'accès ayant été à
très peu de chose près comme les précédents, il fut prescrit, pour être prise pendant l'apyrexie, une potion ayant
pour base un gros de résine de quinquina. Cette potion,
dont on augmenta la dose de résine chaque vingt-quatre
heures, fut administrée trois nuits de suite, sans que la
marche de la maladie présentât la moindre amélioration.

Plus tard on prescrivit du sulfate de quinine, qui
ne réussit pas mieux que la résine de quinquina.

On eut alors recours à *l'arséniate de soude*, administré, selon la formule de *Fowler*, trois fois consécutives·
L'accès qui suivit la seconde fut réduit à presque rien,
et après la troisième le malade n'eut pas son accès. Il
n'en a pas eu d'autres depuis cette époque.

Peu de temps après, soit par suite de l'action des préparations de quinine ou d'arsenic, soit, ce qui est plus
probable, par l'effet de la durée de la fièvre intermittente quotidienne, le rein droit devint le siége d'un engorgement, accompagné de douleurs qui, suivant let rajet
de l'urétère correspondant, s'étendaient jusqu'à la vessie,
gênaient souvent l'émission des urines, et allaient parfois jusqu'à l'extrémité de l'urètre.

Le malade, dont la peau était journellement un peu
moite à l'occasion du plus léger exercice, remarqua que

cette excrétion, singulièrement diminuée, se trouvait presque nulle.

Ce fut à dater de cette époque que les urines, devenues
jumenteuses, laissèrent habituellement précipiter par le
repos un dépôt blanc verdâtre d'une matière glaireuse et
visqueuse, ayant, quoique avec moins de consistance,
l'aspect de pus.

Le malade éprouvait de temps en temps des espèces d'accès spasmodiques très douloureux, qui frappaient à la fois
les voies urinaires dans toute leur étendue, et duraient un,
deux et jusqu'à trois jours.

Pendant ces longues souffrances, que les narcotiques et
les antispasmodiques ne pouvaient tout au plus que sou-
lager momentanément, les urines étaient claires et limpides;
mais aussitôt que les douleurs étaient disparues et que ce
paroxisme avait cessé, elles redevenaient troubles, blan-
châtres, écumeuses, et laissaient au fond du vase par le dépôt le sédiment presque puriforme dont il a été question.

Ce nouvel état fut méthodiquement combattu, d'abord
par des évacuations sanguines générales et locales, par des
adoucissants à l'intérieur et des bains, par les antispasmodiques de tout genre.

Plus tard, la maladie, considérée, ainsi que le dit la note
que le malade ma laissée, et qu'il a rédigée lui-même, sur
les opinions émises par les divers médecins qu'il a consultés,
comme un catarrhe chronique des voies urinaires à sécrétion dégénérée, fut combattue, conformément à cette
idée, par un traitement soutenu, dont la tisane de racine
d'*ononis spinosa* et la *térébenthine*, soit liquide soit cuite,
constituaient les principaux agents; tout fut vainement
employé : la maladie n'avait rien perdu de son caractère et
de sa force, quand M. D. S. se rendit aux eaux d'Audinac.

Sous l'influence des eaux, qui lui furent administrées par grandes verrées d'abord seulement à l'intérieur, la transpiration, qui s'était presque entièrement supprimée au début de la maladie des voies urinaires, se rétablit dans les proportions de l'état normal ; des selles faciles, qui chaque quatre ou cinq jours étaient abondantes et répétées, comme s'il avait été prescrit un purgatif, remplacèrent une constipation habituelle, qui, exigeant constamment de pénibles efforts, favorisait conséquemment l'accumulation des matières fécales dans les gros intestins.

Les urines, de moins en moins chargées, plus abondantes et plus faciles à expulser, sé rapprochèrent de plus en plus de l'état normal, à mesure que l'engorgement du rein diminuait d'une manière facilement appréciable.

Le dépôt des urines fut bientôt réduit à un épais nuage suspendu dans ce liquide.

Enfin, après l'administration de douches, faites matin et soir, de la hauteur d'un mètre environ, sur les régions hypocondriaque et lombaire gauches d'abord et puis après sur l'hypogastre, ce dernier symptôme lui-même diminua notablement.

Si nous ne faisons erreur, le fer combiné dans nos eaux avec l'acide carbonique a dù jouer ici le rôle le plus important.

L'année suivante M. D. S. revint à Audinac, mais cette fois moins par besoin que par reconnaissance; toutefois bien que l'état de santé qu'il devait aux eaux d'Audinac ne se fût pas démenti, M. D. S. voulait user de ces eaux comme moyen préventif du retour de sa maladie ou de l'invasion de toute autre maladie : mais, comme je ne reconnais pas plus aux eaux d'Audinac qu'à des eaux quelconques de si merveilleuses vertus; me souvenant d'un côté de l'action énergique

que les eaux d'Audinac avaient exercée sur lui, me fondant
d'un autre côté sur cet adage de médecine, plein de sens et
de conséquences pratiques, qui dit que : *les remèdes sont
utiles dans les maladies et nuisibles dans l'état de santé*, je
crus devoir l'encourager à en ajourner l'usage jusqu'à un
moment plus opportun.

RAPPORT

FAIT

A M. LE SOUS-PRÉFET DE SAINT-GIRONS

(ARIÈGE),

SUR L'ÉPIDÉMIE VARIOLEUSE

QUI NAGUÈRE A EXERCÉ SES RAVAGES DANS QUELQUES CONTRÉES
DE L'ARRONDISSEMENT, ET EN PARTICULIER DANS
LE CANTON DE CASTILLON.

CHAPITRE PREMIER. — *Voyage spontané en Bethmale.*
— Appel fait à M. le docteur Sentein, de Castillon.
— Etat de la vallée. — Première indication des moyens
hygiéniques et thérapeutiques. — Rapport verbal fait à
M. le Sous-préfet, (c'était alors M. Léon Labatie). —
Invitation de ce magistrat de me rendre en Bethmale, aussi
souvent que les cas l'exigeraient. — Convention faite avec
M. le docteur Sentein, de Castillon. — Unique mobile de
notre dévouement. — Appel à nos confrères du canton ;
MM. les docteurs Gradit et Subra.

MONSIEUR LE SOUS-PRÉFET,

Emu par le récit qu'on faisait un jour à Saint-Girons
des ravages produits par la *petite vérole* dans la *Bethmale*,
l'une des plus riches vallées du Castillonnais, je m'empressai

de me rendre sur les lieux infectés, afin d'apprécier par moi-même ce qui s'y passait réellement.

C'était vers les derniers jours du mois de janvier dernier.

Chemin faisant, et passant à *Castillon*, j'eus la pensée.... pensée heureuse, je dois le dire, d'appeler à mon aide, pour mes études et mes recherches, le *docteur Sentein*, *de Castillon*, bon observateur, judicieux médecin, dont bien souvent j'ai pu apprécier le zèle et l'expérience ; je ne doutai pas un instant que ma proposition ne fût bien vite acceptée....

Toutefois je n'ignorais pas que mon confrère était sinon malade, du moins habituellement indisposé; je savais, et il savait mieux que moi, que la fatigue du voyage pourrait aggraver son état... N'importe, nous voilà tout aussitôt sur le chemin de la Bethmale.

La vallée de la Bethmale (et en particulier le village *d'Ayet*, premier théâtre du fléau et de nos observations) était infectée par la petite vérole, nous dirons même maléficiée par ce fléau, de la manière la plus désastreuse... Ce premier jour nous exposâmes le mieux qu'il nous fut possible les précautions hygiéniques indispensables en pareil cas ; nous indiquâmes aussi les moyens thérapeutiques qui se trouvaient à notre portée, chez de malheureux paysans pris au dépourvu par la maladie. Nous dûmes ce jour-là nous contenter, bien qu'à regret, de faire plutôt ce que nous pouvions que ce que nous aurions voulu faire.

Rentré à Saint-Girons, je crus de mon devoir et de l'intérêt des populations affectées d'informer M. le Sous-préfet, votre prédécesseur, de ce qui se passait, en lui exposant l'état sanitaire du pays, et en lui signalant les besoins impérieux des contrées que nous avions parcourues et étudiées.

Ce même jour, si je ne me trompe, M. le Maire de la

Bethmale , de son côté , informa M. le Sous-préfet qu'une épidémie de petite vérole désolait sa commune.

M. le Sous-préfet , dont l'arrondissement tout entier a pu apprécier le zèle infatigable , la constante activité , la haute intelligence, j'ajouterai l'obséquieuse sollicitude pour tout ce qui touchait aux détails quelconques de son administration , m'invita expressément, par une lettre qui m'attribuait tous les pouvoirs propres à rendre ma mission moins difficile , de revisiter le plus tôt possible , et aussi souvent que les cas l'exigeraient , les lieux infectés par l'épidémie.... Il ajouta verbalement que bientôt , libre de quelques obligations qui le retenaient actuellement dans son cabinet , il ferait avec moi quelques voyages dans ces malheureuses contrées, afin de juger par lui-même des besoins matériels de leurs populations.... M. le Sous-préfet n'a pu remplir tous ses engagements ; mais moi , qu'une honorable intimité a mis si souvent à même de connaître l'excellence du cœur de ce magistrat et la noble générosité qui caractérise ses actes , j'ai la certitude que , s'il n'eût reçu l'ordre pressant de se rendre à son nouveau poste , il aurait tenu sa promesse et fidèlement exécuté son projet.

Je fus donc , à compter de ce moment, muni du caractère officiel nécessaire , indispensable même , pour que dans mes voyages multipliés, suivant la gravité des circonstances , je pusse secourir les populations affectées avec plus de sûreté et de promptitude , comme aussi dans une plus grande étendue.

C'est surtout durant les épidémies que le médecin doit être revêtu de pouvoirs spéciaux qui lui donnent, au moins temporairement, le caractère d'un fonctionnaire public ; sans cela les mesures sanitaires, si variées, et qui souvent doivent être mises promptement à exécution, sont pratiquées avec lenteur et d'une manière fort incomplète.

A dater du 3 février, nous avons fait, mon confrère et moi, de nombreux voyages dans ce pays, malgré la rigueur de la saison, car la pluie, la neige, les frimas et la glace, qui ont retardé souvent notre marche, n'ont jamais un seul instant refroidi notre ardeur.

Malgré ces obstacles, il fut convenu, entre mon généreux confrère et moi, que nous nous rendrions l'un et l'autre sur les lieux tous les deux jours, et même chaque jour si les circonstances l'exigeaient.

Nous sentions pourtant que, séparés par une longue distance du théâtre de l'épidémie, ce ne serait qu'à force de zèle et de fatigue que nous parviendrions à remplir nos engagements. Mon confrère, outre qu'il est, comme je vous l'ai déjà dit, habituellement indisposé, a des obligations à remplir journellement comme maire de sa commune. Quant à moi, j'étais très décidé à redoubler au besoin mon activité naturelle, pour que, malgré les distances, je pusse faire marcher de pair et mes soins à mes clients, et mes visites aux établissements publics dont l'état sanitaire m'est confié, et mes secours aux varioleux de la Bethmale. Je dois vous dire, du reste, que notre présence était d'autant plus nécessaire dans ces contrées qu'elles ne possèdent aucun homme de l'art; et si nous en exceptons deux ou trois malades, nous pouvons dire qu'aucun n'avait encore reçu de traitement ; aussi ne leur restait-il que le désespoir et une résignation forcée des plus cruelles !

Je n'ai pas besoin de vous faire observer, M. le Sous-préfet, que nous n'avons pas eu l'intention de faire de cette affligeante épidémie, une occasion de recueillir des témoignages de reconnaissance pécuniaire, et que nous n'assimilons pas nos services actuels à ceux que nous rendons dans les circonstances ordinaires où, requis par l'autorité, nous recevons ensuite une juste rétribution qui nous dédommage de notre surcroît de travail et de nos fatigues.

Les temps calamiteux où l'on voit un fléau décimer les populations, les malheureuses époques durant lesquelles se manifestent des épidémies meurtrières, les calamités publiques, en un mot, de la nature de celles qui moissonnent les malheureuses populations de nos contrées, sont et seront toujours pour nous des occasions de laisser, pour le besoin de nos cœurs, un libre cours à notre dévouement, constituant alors le plus sacré des devoirs du médecin.... Il y a, suivant nous, cela de commun aux épidémies et aux sinistres quelconques qu'ils exigent impérieusement les uns et les autres, sous peine de déshonneur, que tout homme de cœur, se trouvant à portée de rendre service, se dévoue sans arrière-pensée pour tâcher de sauver quelqu'un de ses semblables...... Nous serons tout heureux si nous pouvons penser que nos soins combinés ont su arracher à la mort un certain nombre de victimes....

Nous n'avons pas eu non plus l'intention d'en faire un monopole profitable au seul intérêt de notre amour-propre.... Nous relaterons plus bas que l'épidémie, ayant cessé ses ravages dans la paroisse d'*Ayet*, s'est étendue à quelques localités voisines.... Eh bien ! quoique nous l'eussions avantageusement combattue et notablement modérée dans les premiers lieux où elle s'était manifestée, voulant donner à l'humanité toutes les garanties désirables et possibles , nous avons cru devoir faire et nous avons fait réellement un appel à tous les confrères du canton.... MM. les docteurs *Gradit* et *Subra* se sont joints à nous , sentant fort bien, comme nous l'avions présumé , les obligations que l'humanité et les devoirs de leur profession leur imposaient dans cette occurrence. Ils nous ont donné leurs conseils éclairés; ils nous ont aidés dans des ouvertures de cadavres , et ont agité ensuite avec nous les questions les plus importantes et les plus difficiles soit du diagnostic , soit de la thérapeutique, disposés , ainsi que nous, à profiter de ces lumières réciproques pour tâcher d'éclairer , autant que possible , et la nature du mal et le caractère des complications, c'est-à-dire la source des véritables et des plus solides indications.

CHAPITRE II. — *Statistique des malades et des morts.* — *Caractère physique des femmes de la Bethmale.*

Dans la paroisse d'Ayet , dont la population est , au dire du curé, de 950 individus environ, il y a eu , du 5 novembre 1846 au 1er mars 1847 , 400 varioleux à peu près, et, sur ces 400 malades, 104 morts...... Dans le seul village d'*Ayet* , dont la population est de 550 individus à peu près , on a compté 200 malades environ, et, sur ces 200 malades , 96 morts....

Voici , au reste, une statistique chronologique détaillée que nous garantissons authentique :

Du 5 novembre 1846 jusqu'au 1er mars 1847 , sont

5

morts, dans la paroisse d'Ayet, 35 adultes (hommes), 1 homme de 58 ans, 2 hommes de 75 ans chacun, et 20 garçons en bas âge.

Dans le même espace de temps, sont mortes 23 femmes ou filles adultes et 23 filles en bas âge.

Comptant la mortalité dans ses diverses phases, nous constatons, du 5 novembre 1846 au 5 décembre de la même année, 13 morts ; — du 5 décembre au 31 du même mois, 24 ; — en janvier, 50 morts ; — en février, 16 morts, dont 10 depuis le 3 février, jour de notre premier voyage officiel ; et toutefois nous avons vu 70 malades à peu près dans leurs lits, parmi lesquels 45 environ ont contracté le mal depuis notre premier voyage ; — le 2 mars, enfin, 1 décès. — Sur ce nombre de 104 morts, 6 individus passent pour être morts, non de la variole, mais du *pourpre.* — Nous apprécierons plus loin que, pour n'avoir pas présenté l'éruption varioleuse, qui a été le principal caractère extérieur de l'épidémie, les six malades morts du pourpre ne doivent pas moins être considérés comme des victimes du *génie épidémique* qui a exercé ses ravages sur la malheureuse Bethmale.

Le fléau s'étant apaisé dans la paroisse d'*Ayet,* s'est porté insensiblement dans la paroisse d'*Arrien,* qui renferme à peu près le même nombre d'habitants.

Là nous avons constaté 60 malades environ, adultes et femmes pour le plus grand nombre ; mais seulement 2 décès, 1 homme et 1 femme. L'homme était réellement varioleux ; la femme est morte des suites du pourpre *hémorragique.*

Comme vous venez de le voir, la maladie a sévi sur des sujets de tout âge, et plus généralement sur les hom-

mes que sur les femmes ; mais, en compensation, c'est particulièrement sur les femmes qui maintenaient dans cette
vallée la réputation de beauté que le sexe s'y est dès longtemps légitimement acquise. Le type de la femme revêt, en
effet, dans la Bethmale, comme caractère distinctif, tantôt
le joli, tantôt le beau, et quelquefois par un admirable
ensemble le joli et le beau réunis.

On a pu voir dans cette vallée telles filles ou femmes
d'une perfection physique assez remarquable, pour que des
comparaisons avec le type géorgien et circassien n'eussent
point dû les effrayer ; et bien, l'on dirait, en vérité, qu'ici
contre son ordinaire, ce n'était point en aveugle qu'agissait
le fléau ; on dirait que, par l'effet d'une sorte de prédilec-
tion, c'est surtout aux plus belles filles ou femmes de la
contrée qu'il s'est attaché de préférence, et avec toute l'éner-
gie dont sa fureur semblait susceptible.

CHAPITRE III. — *Le 5 mars, jour de notre dernier voyage,
aucun cas nouveau de petite vérole. — Les cas qui
existent encore paraissent bénins.— Marche de l'épidémie.
— La maladie est moins grave dans les nouveaux lieux
qu'elle parcourt. — Raison de cette bénignité.— Existence
du génie épidémique.*

Le 5 mars, jour de notre dernier voyage, nous n'avons
constaté aucun cas nouveau. Les quelques malades qui sont
encore retenus dans leur lit, sont pour la plupart en voie
de guérison.

On n'observe plus que quelques cas de variole simple ou

bénigne, sans complication aucune. Il est permis d'espérer que, du moins sur ces points, le fléau n'accroîtra pas le nombre de ses victimes.

L'infection épidémique s'est propagée en descendant vers les autres villages ; elle a marché en se rapprochant davantage des grands centres d'habitation ; mais elle a évidemment perdu de sa gravité primitive à mesure qu'elle s'en est approchée. Nous penserions volontiers que cette heureuse circonstance tient à ce que dans ces grands centres la population est plus éclairée, que les préventions irrationnelles y sont moindres qu'ailleurs, que l'application des moyens préventifs trouve moins d'obstacles, et que la propagation de la vaccine y est constamment plus libre, parce que les populations, mieux éclairées, sont plus à même de convenablement l'apprécier et d'en adopter l'usage, en profitant de ses bienfaits dans toute leur étendue.

Du reste, ce qui nous ferait penser qu'une constitution atmosphérique spéciale contribue pour sa part à la production, ou tout au moins à la propagation, du fléau, en agissant sous certains rapports à la manière des *causes infectieuses*, c'est que, si l'épidémie se montre plus douce près des grands centres de population, déjà plus ou moins sauvegardés par des vacccinations régulières et récentes, il est aussi d'autres localités où l'on rencontre des cas nombreux de petite vérole, dont quelques-uns ont été assez graves pour entraîner la mort. Nous serions fort disposés à regarder cette circonstance, digne de remarque, comme une preuve de la vérité de l'existence réelle du *génie épidémiqae*, admise par un certain nombre de médecins observateurs.

CHAPITRE IV. — *Histoires particulières.* — *Description symptômatologique.* — *Gravité venue des complications.* — *Convalescences et leurs complications.*

Nous ne relaterons pas ici tous les détails extrêmement émouvants de calamités privées, au milieu des calamités générales très émouvantes elles-mêmes.

Là un père et une mère ont vu mourir presque en même temps leurs sept enfants, ne devant, sans doute, le triste privilége qu'ils ont eu de leur survivre qu'à la stupeur dans laquelle les a plongés une pareille calamité!... Ailleurs on a vu dans une même maison, dans une même famille, dans une même chambre, trois parents fort rapprochés, le père et deux enfants, dont deux, enlevés à vingt-quatre heures de distance seulement, pour ainsi dire au moment où la femme de l'un, belle-fille de l'autre et belle-sœur du troisième, était en proie aux douleurs d'un pénible accouchement! Quand cette pauvre femme se délivrait, son beau-père avait été enterré la veille;.... son beau-frère était moribond;.... et son mari...... son mari était là, mort sous ses yeux, à deux pas d'elle, attendant l'expiration de la dernière des vingt-quatre heures prescrites par la loi pour être régulièrement enterré!...

Nous passons vite à la description symptômatologique de l'épidémie..... Nous disons la description symptômatologique, bien que nous n'ayons pas l'intention de décrire ici les cas de ces petites véroles qui ont été désignées par les noms de *bénigne, discrète, régulière*, et que *Sydenham* nommait aussi petite vérole *légitime*. Les faits, les observations, les réflexions, qui se rapporteraient à ce degré de petite vérole, ne pourraient ici offrir quelque intérêt, puisque tous les auteurs spéciaux ne laissent rien à désirer à cet égard, et que, si ce n'eût été cette forme, qui, réduite à ses proportions naturelles et bien dirigée, n'est jamais mortelle, nous n'aurions, sans doute, pas reçu la mission que nous venons de remplir... Nous ne parlerons pas de ces malades chez lesquels se sont manifestés tous les symptômes de notre épidémie, moins le symptôme extérieur le plus caractéristique, l'éruption varioleuse. Nous avons, en effet, constaté la vérité de ce qu'ont dit de bons observateurs de cet état morbide, en quelque sorte arrêté dans son développement, avorté sous certains rapports, et que Sydenham, si je ne me trompe, a le premier appelé *variolæ sinè variolis*: Mais nous transcrirons les notes que nous avons prises sur les cas désignés par les noms de petite vérole *confluente, maligne, typhoïde, anomale, irrégulière*, et les autres complications qui seules constituent et la gravité de ces cas et leur léthalité.

Nous dirons toutefois sommairement, pour ce qui concerne le complément des complications de notre épidémie varioleuse, que ces complications ont été si variées qu'elles sembleraient presque avoir revêtu toutes les formes. Des ophthalmies à suite desquelles la cornée s'est ramollie pour s'ulcérer ensuite, des angines simples ou couenneuses, le coryza, des bronchites, des pleurésies, des pneumonies, des gastro-entérites, des meninginites, des encéphalites; les vertiges, les céphalalgies qui sont la conséquence de ces derniers, les vomissements mucoso-bilieux, les crachements de sang, les flux diarrhéiques ou dyssentériques, des exacerbations fébriles présentant sous divers types le cachet des rémittentes pernicieuses à divers degrés ;..... dans quelques circonstances le pouls petit, misérable, les gencives saignantes , etc. , sans préjudice d'autres formes, sont venus se joindre au fond commun de l'affection varioleuse pour en accroître toujours le danger.

Le symptôme commun que nous avons observé dans tous les cas de petite vérole *confluente typhoïde*, c'est que la fièvre n'a jamais présenté aucune correlation régulière avec les phases quelconques de l'éruption. Ici l'éruption n'a été qu'un phénomène accessoire de la maladie. Nous dirons même que nous avons vu chez quelques malades l'éruption s'arrê-ter , disparaître presque , pour ne laiser que des rugosités sur la peau, la fièvre augmenter aussitôt, et la mort surve-nir bientôt par suite des lésions d'organes intérieurs.

Chez une fille de vingt-deux ans, l'éruption était carac-térisée par des boutons clairs, transparents et pleins d'une sérosité limpide ; c'était la *variole cristalline* des auteurs. Une fièvre vive , du dévoiement , une grande altération , de violents maux de tête; la face , les parties molles de la poitrine et des bras uniformément bouffies mais pâles et blafardes, furent les symptômes qui dévancèrent l'éruption ; — mais celle-ci, évidemment trop hâtive, parut le second jour de l'invasion des premiers symptômes. Les boutons à leur début étaient plus pâles que dans les cas ordinaires ; ils étaient plus gros , et s'élevèrent plus vite et plus haut qu'eux ; mais l'auréole qui les entourait était pâle et l'en-veloppe ou la pellicule de leur humeur très-mince. — Le surlendemain de ce premier examen plusieurs boutons de la poitrine s'étaient joints ensemble, et formaient par leur jonction une grosse vessie remplie de sérosité. — A notre visite suivante nous trouvâmes cette vessie percée et vidée ; la peau dénudée nous apparut pâle et blafarde ; la surface du corps était extraordinairement gonflée, et participait ainsi de l'œdème. Le surlendemain un érysipèle de la face et du cou rendait la malheureuse malade hideuse et méconnaissable ; elle était dans le délire ; la fièvre , devenue plus intense, se témoignait par une peau brûlante , des battements de pouls petits et fréquents. — Cette fille mourut la nuit suivante.

Un jeune homme de trente-six ans , après avoir éprouvé des symptômes précurseurs à peu près semblables à ceux de la précédente observation , mais avec une fièvre plus vive et dont les redoublements étaient plus longs et plus violents, s'accompagnant de battements tumultueux des artères carotides , de rougeurs vives des yeux et de raideurs prononcées des articulations, eut aussitôt la face couverte de boutons applatis vers leur centre, et entourés d'un cercle rouge foncé. Cependant, tandis que nous nous attendions à voir les boutons grossir en proportion de leur hâtivité, nous fûmes tout étonnés de les retrouver presque tels que nous les avions vus l'avant-veille ; mais, en revanche , la face s'étant gonflée et bouffie, tout l'épiderme de cette partie s'élevait uniformément : les intervalles que les boutons laissaient entre eux étaient érysipélateux pour quelques-uns et pourprés pour la plupart ; la peau du reste du corps était aride et ardente, le pouls dur et petit, les yeux rouges, brillants et incapables de supporter la lumière artificielle.— Les moyens que nous mîmes en usage semblèrent amender les symptômes généraux de cette terrible affection ; mais ce calme, qui nous en imposa un instant, ne fut que passager et trompeur : car bientôt des symptômes cérébraux , se joignant à une grande gêne dans la respiration, amenèrent la mort;.... la mort, sept jours après l'invasion des premiers symptômes.

Chez un jeune homme de vingt-huit ans, un frisson général sert de prélude à tous les symptômes ; une chaleur

intense le suit de près : le malade accuse une faiblesse extrème, accompagnée d'une vive douleur le long de l'épine
du dos, à l'épigastre et aux lombes; un flux diarrhéique
succède à ces premiers symptômes. Trois jours après l'invasion de ces derniers, des boutons, pourprés d'abord,
deviennent bientôt noirs, et restent affaissés; le malade
rend involontairement par la bouche des glaires poisseuses,
et sanguinolentes : nous avons vu une traînée de sang,
prenant sa source à l'angle externe de l'un des yeux. Les
intervalles qui séparent les boutons sont d'un noir obscur
Le malade, conché sur le dos, sans force et sans courage,
a les extrémités froides. Quelques pustules, rompues spontanément ou par le malade, laissent écouler une matière
sanieuse infecte, et nous montrent à leur fond la peau
profondément ulcérée. Plongé dans la stupeur, ce malheureux semble pouvoir à peine respirer, sa bouche entr'ouverte laisse voir sa langue couverte d'ulcérations. L'affection
cérébrale fait des progrès incessants, et semble le disputer
en gravité à la gène plus grande survenue dans la respiration. Des prescriptions nombreuses sont faites; on n'en
exécute pas une seule. — Douze jours après le malade meurt,
autant par suite du trouble survenu dans les fonctions du
cerveau que par la gène apportée dans les mouvements
respiratoires.

Une enfant de sept ans, chez laquelle l'éruption a parcouru régulièrement ses diverses phases jusqu'au neuvième
jour, est prise, par suite d'une cause qu'on ne sait pas désigner, de salivation abondante et de diarrhée colliqua-
tive. Nous faisons des prescriptions dirigées contre ces états,
et nous y joignons l'indication de deux vésicatoires aux
jambes ; mais la mère, craignant de la faire trop souffrir,
s'oppose à l'application des moyens indiqués. Cette enfant

meurt au dix-huitième jour de sa maladie , épuisée par la diarrhée et la salivation colliquatives , répandant une odeur des plus méphitiques , et présentant l'aspect de la plus hideuse décomposition.

Nous nous sommes donc convaincus que la maladie contagieuse épidémique qui fait le sujet de ce rapport n'était réellement funeste que par le seul fait de la gravité des complications.

Dans certaines circonstances ces complications ont été d'une léthalité des plus actives. A *Ayet*, un homme de cinquante-huit ans se couche à son heure ordinaire , n'éprouvant encore qu'un malaise , n'ayant rien de particulièrement effrayant, et sous l'impression duquel il conserva le calme et l'indifférence inhérents à son caractère. Le lendemain il vit avec étonnement et terreur son corps couvert de pétéchies , qui devinrent noires peu d'instants après leur apparition. Le délire survint bientôt , et pour ne plus abandonner sa victime qu'en la laissant morte le quatrième jour de cette profonde affection suraiguë.

Cet homme avait un fils qui lui avait prodigué tous ses soins durant sa courte maladie; victime peut-être de son amour filial , celui-ci tombe à son tour malade , quoique doué d'une bonne constitution, et se trouvant à la fleur de l'âge (il n'avait que trente-deux ans); il fut permis d'espérer que la nature se montrerait ici plus à même de lutter victorieusement contre la violence du mal.... Il est bientôt pris par les mêmes symptômes, et meurt, contre les prévisions les plus rationnelles , plus promptement encore que son père , trois jours après leur manifestation.

Nous croyons devoir borner à ces dernières les histoires particulières des cas que nous avons observés, étant persuadés que des descriptions , quelque bien détaillées et quelque bien circonstanciées qu'elles soient, ne peuvent toujours donner qu'une bien faible idée de phénomènes qui, pour être bien saisis et jugés de chacun, doivent être appréciés par ses propres sens.

Nous avons constaté, enfin, pendant les convalescences beaucoup de dépôts ou abcès considérables sur diverses parties du corps ; des ophthalmies graves suivies de dépôts et d'ulcérations de la cornée, à suite desquelles l'œil ainsi affecté est perdu sans espoir de retour ; des engorgements articulaires, des atrophies de membres, des diarrhées, des œdèmes des membres inférieurs, etc., enfin des états de faiblesse et d'émaciation qui, rappelant l'extrême gravité des causes qui les ont produits, constituent encore à eux seuls des états graves, funestes peut-être, car quelques-uns de ces malheureux ainsi affectés ne pourront, sans doute, jamais reconquérir leur santé.

—

CHAPITRE V. — *Moyens hygiéniques et prophylactiques.* — *Circonstance particulière qui a discrédité momentanément la vaccine et les revaccinations.* — *Beaucoup d'enfants que l'on croit vaccinés ne le sont pas réellement.* — *Conseils pour les revaccinations.* — *Délai pour les revaccinations.* — *Conseils tendant à éloigner certaines causes de complication.* — *Suspension de la sonnerie des cloches.* — *Inhumation des cadavres faite le plus tôt possible.*

L'observance des règles de l'hygiène commune devint naturellement le premier sujet de toute notre attention.

Nous avons cherché, autant qu'il était en nous, à prévenir certaines causes de complications graves dont nous
devions tout au moins supposer la possibilité ; nous avons
recommandé d'écarter des malades tout ce qui serait capable de favoriser la dégénérescence des humeurs chez eux,
comme les mauvaises odeurs de leurs excrétions, ou des
matières quelconques, qui dans certaines parties de leurs
maisons pourraient être en putréfaction.

Nous répandîmes abondamment de l'eau chlorurée autour
des malades et dans les chambres qu'ils occupaient ; nous
laissâmes, à la disposition des parents des malades, des bou-
teilles de chlorure de soude et de chaux, en leur indiquant
la manière de s'en servir.

Nous recommandâmes le maintien d'une douce température dans les chambres des malades, et aussi le renouvelle-
ment d'air convenablement opéré, surtout dans les chambres où plusieurs malades se trouvaient réunis ; mais
aussi nous recommandâmes dans plusieurs endroits de fermer avec soin certaines ouvertures qui laissaient un accès
facile à un air glacial.

Nous prescrivîmes toute la propreté possible du linge
qui avait servi aux varioleux ; nous recommandâmes de
le faire lessiver avec soin ; et, prenant en considération
l'aisance ou la gêne à degrés si variés dans laquelle on se
trouvait, nous insistâmes sur la nécessité de changer le
plus souvent possible les draps de lit et les chemises du
malade ; mais ce dernier conseil fut rarement suivi, car,
en général, ces malheureux paysans manquent absolument
du linge de première nécessité !.... Nous avons vu presque
partout les malades non seulement manquer de linge de
corps, si nécessaire dans toutes les maladies de la peau en
général, et dans la variole peut-être plus encore que dans

bien d'autres ; non seulement manquer de draps de lit ,
mais nous les avons vus encore manquer même de lits , et
forcés de s'en faire un d'un *pétrin*, c'est-à-dire de cette sorte
d'auge en bois dans laquelle on sait que les paysans pétris-
sent la pâte dont ils doivent faire leur pain.

Doit-on s'étonner d'après cela que, l'encombrement venant encore se joindre à ce dénûment extrême, il en soit
résulté en plusieurs occasions des complications par la fièvre
typhoïde.

Nous fîmes comprendre combien il était préjudiciable
aux varioleux, par rapport à la salubrité de l'air intérieur,
soit qu'ils fussent réunis en trop grand nombre, soit qu'ils
fussent accumulés dans des pièces trop petites, d'être visités
par des amis ou des parents trop nombreux à la fois.

En un mot, nous n'avons rien négligé pour assurer,
autant que possible, l'efficacité des mesures sanitaires que
nous avions prises. Dans un pays en général sain, bien
orienté, et assez heureusement exposé pour ne pas devoir
nullement, par cela seul, favoriser l'invasion de maladies
épidémiques, nous avons fait porter nos recommandations
sur la propreté, la libre et convenable aération des chambres, en luttant particulièrement contre l'accumulation
dans des pièces disproportionnées par leur étendue au
nombre des individus , sains ou malades, qui les habitaient.
Nous avons rencontré presque partout cette circonstance
défavorable, et, quand il ne nous a pas été permis de
la détruire complètement, nous l'avons du moins affaiblie
autant qu'il a été en notre pouvoir de le faire.

Chez une fille varioleuse, appartenant à une famille
trop nombreuse pour loger tous ses membres, comme
elle le faisait, dans une seule chambre, nous avons observé que l'éruption de la face était affaissée et présentait

une teinte blafarde, signe certain d'une atonie manifeste
et profonde. Nous avons la conviction intime que l'accumulation des individus, sains ou malades, dans le petit
local qu'ils habitaient tous, a pu avoir une grande influence sur la production de ce symptôme fâcheux.

Nous avons conseillé la vaccination de tous les individus
qui n'avaient point encore été vaccinés.

Il a été fréquent de voir dans les familles contagionnées
le fléau faire un choix : il frappait, et il a frappé souvent
à mort, ceux qui n'étaient point vaccinés; tandis que
d'ordinaire il a traité assez bénignement tous les autres.

C'est ici le lieu de rappeler une circonstance qui, dans
ces pays, a jeté sur la vaccine un bien fâcheux discrédit.
Nous rencontrâmes un jour à Arrien, M. le docteur *Gradit*
pratiquant avec zèle des vaccinations sur de nombreux
sujets. Dans ces malheureuses contrées, les mères ont eu
jusqu'à ce jour une répugnance presque invincible à faire
vacciner leurs enfants; mais nous devons dire aussi que
les ravages occasionnés par l'épidémie ont été pour ces
mères une leçon aussi mémorable que terrible. Elles en ont
été effrayées jusqu'à en devenir raisonnables !.... Mais
malheureusement ces vaccinations furent pratiquées trop
tard, car, bien que la vaccine eût pris, presque tous les
enfants vaccinés ont été atteints par la variole, qui a parcouru aussi librement les périodes ordinaires que si aucun
de ces enfants n'avait été vacciné. La vaccine, dont le
progrès avait été interrompu, a repris sa marche accoutumée chez quelques sujets, quand elle était complètement inutile, puisque la variole avait fait alors tout le
mal qu'elle devait faire. Nous décrirons succinctement plus
tard trois cas intéressants, où l'on verra ces deux états
morbides ainsi enchevêtrés, pour ainsi dire, dans leur

marche. Quelques-uns de ces enfants variolés, malgré la vaccine actuelle, périrent. Mais il convient de rappeler pourtant que la maladie, au milieu des mêmes circonstances, a sévi plus cruellement et a été bien plus meurtrière chez les adultes que chez les enfants.

Au reste, il faut le dire, parce qu'il conviendrait que cette idée fut prise en considération dans les calculs rigoureux d'une bonne statistique de maladies varioleuses, beaucoup d'enfants que l'on croit vaccinés ne le sont pas réellement. On ne sait pas distinguer chez les gens du monde la *vraie vaccine* d'avec la *fausse vaccine*. On éviterait, à coup sûr, cet inconvénient, qui traîne après lui de fâcheuses suites, si les vaccinateurs, redoublant de zèle, s'attachaient à revisiter avec le plus grand soin tous leurs vaccinés, afin de noter et de soumettre le plus tôt possible à une revaccination régulière ceux qui, par l'effet d'une première vaccination, n'auraient eu qu'une *fausse vaccine*, au lieu d'avoir eu, comme on l'aurait souhaité, une *vaccine vraie*.

Nous avons tâché de faire convenablement apprécier les avantages incontestables qu'il y aurait à en venir aux *revaccinations* chez ceux qui auraient été vaccinés depuis plus de *dix ans*.

Nous avons fondé ce conseil sur cette observation que les vaccinés qui ont été atteints par la variole étaient tous vaccinés depuis plus de *dix années*. Nous n'avons pas recueilli en Bethmale un seul cas qui pût être regardé même comme une exception à cette généralité d'observation... Mais il n'en a pas été de même à Saint-Girons, où j'ai donné récemment mes soins à un varioleux, à *variole confluente*, âgé de dix ans, et que je vaccinai moi-même il y a neuf ans; je dois ajouter que les boutons qui furent produits à suite de cette vaccination me parurent assez beaux pour que j'en fisse choix pour la transmission du vaccin à beaucoup d'autres enfants.— D'hors en avant je fixerai donc, pour mon compte, à *neuf années* le dernier délai des revaccinations.

Nous avons cru devoir présenter les vaccinations et les revaccinations comme devant être utiles, alors même que ces opérations, trop tardivement pratiquées, coïncideraient avec le commencement de la manifestation de l'éruption varioleuse ; nous sommes persuadés que, même alors, les vaccinations et les revaccinations régulièrement pratiquées auront toujours l'avantage de modérer à un certain point la violence du mal. Nous avons rappelé à cette occasion celle des publications de l'un de nous où la question des vaccinations et des revaccinations a été mûrement réfléchie et discutée, publication dans laquelle il a été conclu à *l'indispensabilité* de l'adoption de ce double moyen de prophylaxie générale ; nous avons cru devoir remettre aux curés de ces contrées, en les priant d'en prendre connaissance, ce travail, intitulé : *De l'opportunité des revaccinations*, afin que la gravité de leurs conseils, publiquement et solennellement donnés dans des prônes, prêtât une nouvelle force à nos propres conseils.

Mais nous pressentions bien que nous trouverions naturellement les populations infectées peu favorablement disposées à se conformer à nos conseils en cette matière ; nous devons même convenir qu'après avoir vu la variole et la vaccine se mêler, pour ainsi dire, elles devaient se croire en droit de nous opposer une apparence de raison !...

Nous avons fait comprendre aux parents les graves inconvénients qui résultaient des impressions morales, et des communications d'idées de quelque genre qu'elles fussent, qui seraient susceptibles d'affecter leurs malades. Nous avons espéré par là, non sans quelque fondement, d'écarter d'une manière certaine plusieurs causes nuisibles qui dans bien des circonstances avaient pu produire, ou tout au moins déterminer, des complications de putridité ou de malignité si souvent funestes.

Nous avons aussi fait sentir aux curés des paroisses infectées, et nous devons dire, à la louange de ces dignes pasteurs, qu'ils ont été bien faciles à convaincre sur ce point important, l'utilité qu'il y aurait à suspendre, afin de la réserver pour des temps moins calamiteux, la sonnerie des cloches, dont les glas, surtout rapprochés, nous ont paru devoir nécessairement exercer une funeste influence sur le moral des malades. Si chaque jour une ou plusieurs victimes descendaient dans la tombe, c'était sans bruit et sans qu'aucun glas funèbre et atterrant se fit entendre. Nous avions ainsi pris les précautions nécessaires pour qu'à l'occasion des honneurs qu'on rendait aux morts, on ne fît pas le tourment et la terreur de ceux qui vivaient encore !...

Ces précautions nous ont paru d'autant plus urgentes que nous avons rencontré dans plus d'une occasion, malheureusement, la variole compliquée soit par la gangrène, soit par les pétéchies ou le pourpre, se convertissant promptement en une sorte de putrilage érugineux, qui souvent, ainsi que tous les bons observateurs de tous les temps et de tous les lieux l'ont fait remarquer, sont la conséquence d'affections morales tristes, et de sûrs présages d'une mort prochaine.

Enfin, à la suite des morts promptes, dans ces cas surtout de graves complications que l'on désigne vulgairement sous le nom de *petite vérole noire*, où la putréfaction hâtive des cadavres s'accompagne d'une odeur

ou plutôt d'une puanteur infiniment expansive, susceptible de compromettre l'état sanitaire soit de la famille
des malades , soit des voisins , soit même du village tout
entier , nous avons fait ressortir l'avantage qu'il y aurait
à inhumer le plus tôt possible ces corps , c'est-à-dire sans
attendre l'expiration des vingt-quatre heures prescrites par
la loi pour les cas ordinaires.

CHAPITRE VI. — *Considérations générales sur le traitement de la variole. — Traitement particulier mis en usage
dans la Bethmale. — Modifications nécessitées par les conditions individuelles des habitants pauvres de cette vallée. —
Résultat de notre traitement.*

Lorsque la maladie a été bénigne et dans son état de
simplicité , tout le traitement a consisté à éloigner les
causes nuisibles et à éviter les écarts de régime. Une température douce entretenue dans la chambre , et autant que
possible des draps propres , la diète , des boissons pectorales , délayantes , raffraîchissantes, des lavements émollients , des cataplasmes de farine de graine de lin seule
ou mélangée avec de la moutarde pour porter le mouvement fluxionnaire aux pieds , et attirer , pour les y
fixer , les plus fortes manifestations de l'éruption pendant
les périodes fébriles; des boissons plus consistantes , des
bouillons légers , et même de légers aliments, dans les
temps apyrétiques qui suivaient l'effort de l'éruption et
précédaient la fièvre secondaire , ont constitué le trai-

tement ordinaire , qui le plus souvent a procuré tout le succès qu'on pouvait désirer et obtenir.

Dans les cas où , sans être encore compliquée, la maladie était plus grave par l'intensité de ses symptômes, et par le nombre considérable , le rapprochement et la confusion des pustules, qui constituent alors ce qu'on nomme la *variole confluente*, la diète a dû être plus sévère et la médication plus active.

Quelques praticiens , selon nous peu prudents, ont conseillé les bains froids, les ablutions fraîches ; mais ces moyens sont loin d'être avantageux , comme on l'a dit , et , en outre, ils ne sont pas sans danger. L'éruption doit être alors regardée comme une fonction morbide nécessaire , que l'on doit modérer , si l'on peut sans imprudence , quand sa marche est trop rapide et ses symptômes trop intenses , mais qu'il serait souvent funeste de supprimer trop brusquement. Le danger serait surtout éminent dans le cas où l'on administrerait ces bains et ces ablutions chez des sujets dont la face serait sensiblement tuméfiée et douloureuse.

Les saignées copieuses et même répétées, conseillées alors au début de la maladie par des praticiens recommandables, n'ont guère , quoi qu'on en dise , pu modérer l'éruption et le nombre des pustules ; elles n'ont point changé la forme confluente ; elles ont eu , en général , de fâcheux résultats ; elles n'ont été utiles , comme nous le dirons plus tard en motivant notre avis , que dans des cas particuliers où elles se trouvaient indiquées par des complications, telles que des inflammations d'organes importants , surtout du cerveau, du cervelet et de leurs membranes. — On verra par quels motifs même dans ces cas , on leur a préféré , avec raison ,

puisque cela a été avec avantage expérimental , des applications de sangsues , faites en lieu convenable et en
temps opportun. On a dû à cette sage préférence plus
de rareté dans la manifestation des symptômes adynamiques ou ataxiques consécutifs. Les mêmes symptômes ont
été plus avantageusement combattus par l'application aux
jambes de vésicatoires camphrés ; car , à l'avantage de
diriger les mouvements fluxionnaires spécialement morbides vers les extrémités inférieures, en faisant , par conséquent, une révulsion par rapport à la face , ces vésicatoires camphrés ont encore ajouté celui de combattre
l'élément nerveux , dont la surexcitation produit si souvent l'ataxie , en prévenant en même temps l'adynamie,
par le ton général qu'ils procurent d'ordinaire au système
entier.

C'était principalement dans l'intention de modérer le
caractère confluent que *Cotugno* conseillait l'*œthiops mar-
tial* (sulfure noir de mercure), et que d'autres praticiens , en Angleterre surtout , préconisaient le calomel à
dose laxative ; d'autres encore ont fort vanté l'emploi
des mercuriaux poussés jusqu'à la salivation , d'après les
idées de *M. Briquet* , soit empiriquement, soit en se fondant sur les expériences qui démontrent l'action abortive
des topiques mercuriels sur le virus vaccin et variolique.

Sydenham a trouvé les narcotiques évidemment avantageux dans des cas de variole confluente graves qui avaient
atteint des adultes ; mais il avait très bien remarqué
que, pour être utiles, les idiosyncrasies des sujets devaient particulièrement les indiquer. Il avait reconnu
pourtant que ces moyens thérapeutiques convenaient beaucoup moins aux jeunes sujets et aux enfants.

Du reste, c'est dans le traitement de la variole confluente chez les enfants que les parents de ces jeunes malades, ou les personnes qui sont chargées de les soigner, doivent redoubler de soins et d'attention; il est, en effet, indispensable de suppléer à la raison qui leur manque le plus souvent. Les soins les plus minutieux et de tous les instants deviennent ici de rigueur. Nous recommanderons donc d'une manière tout expresse des lotions faites fréquemment sur les yeux avec des décoctions émollientes, telles que les eaux de mauve, de guimauve, de laitue, etc., tièdes, ou l'eau végéto-minérale de Goulard, aussi à une douce température, assez convenablement affaiblies pour être incapables de causer de la cuisson, et à plus forte raison d'irriter.

On se trouvera bien, chez ces jeunes malades atteints de variole confluente, d'injecter d'une manière assez rapprochée des liquides émollients, mucilagineux, dans les narines, pour procurer au besoin et pour maintenir dans tous les cas la liberté de ces deux voies respiratoires. Pour les mêmes motifs, d'une part, et, de l'autre, afin de combattre la chaleur de la bouche et du gosier, on aura recours aussi à ces mêmes moyens émollients ou mucilagineux, employés également sous forme d'injections ou comme gargarismes.

C'est surtout chez ces jeunes sujets qu'il faut s'opposer à l'action du gratter. Quand les enfants seront d'un caractère trop difficile ou trop irraisonnables pour pouvoir être convaincus, ou convenablement gouvernés, sur ces points, dans leur propre intérêt, il faudra saupoudrer exactement les parties échauffées, irritées et surtout écorchées jusqu'au vif, avec de la poudre de *lycoperdon* ou tout autre analogue, à laquelle on aura recours un nombre de fois suffisant dans les vingt-quatre heures.

Dans les cas, malheureusement trop fréquents, où la variole s'est trouvée compliquée, le traitement, qui par opinion préconçue devait être surtout le traitement des complications, nous semblait devoir nécessairement présenter autant de variétés que les complications elles-mêmes devaient présenter de différences. Mais il n'en a pas été tout à fait ainsi ; car, disons-le par anticipation, une médication particulière, nous pourrions presque dire exclusive, employée dès le début de la maladie, ou, pour mieux dire, dès la première apparition des symptômes de complication, nous a donné des résultats attestant encore une fois que l'expérience éprouvée, surtout dans les épidémies, doit être principalement prise pour guide dans l'application des moyens thérapeutiques.

Malheureusement il n'en est point des épidémies varioleuses comme de certaines autres maladies épidémidémiques entièrement dominées tantôt par un *mode faible*, tantôt par un *mode fort*, comme disaient les auteurs anciens, et en particulier *Raymond de Marseille* ; tantôt par une constitution soit *catarrhale*, soit *bilieuse*, comme à son tour le disait *Stoll*, ce grand praticien !....

Malgré la différence, purement en apparence alors, des cas particuliers, il est de principe d'adopter un traitement qui pour le fonds de l'épidémie est le même. Des raisons pareilles nous auraient fait traiter des maladies épidémiques de ce genre par les *antiphlogistiques* et les débilitants, ou bien par les *toniques*, selon que, conformément aux vues de *Raymond*, nous aurions eu à combattre un *mode fort* ou un *mode faible* ; et nous aurions eu recours aux *adoucissants* et surtout aux vésicatoires, aux *évacuants* par le haut d'abord et par le bas ensuite, et aux *émissions sanguines*, *révulsives* dans le principe et puis après *dérivatives* ou même *locales*, selon que, d'après les vues de *Stoll*, nous aurions eu à combattre une constitution *catarrhale*, *bilieuse* ou *inflammatoire*. Mais il est aisé de voir dans les épidémies varioleuses un vague, à cet égard, qui ne permet pas l'application précise et entièrement satisfaisante de ces idées; il se présente des cas embarrassants où le traitement de la variole, tel qu'il est et tel qu'il doit être quand elle est dans son état de simplicité, ne saurait évidemment suffire, alors surtout que le traitement symptomatique, la seule espérance de salut vers laquelle on doive se tourner, ne répond pas à la confiance que la raison, ce semble, nous ordonnait d'avoir en elle.

Les auteurs spéciaux disent que dans les complications par inflammation, et plus spécialement encore par inflammation des organes encéphaliques ou de leurs enveloppes, les saignées générales au début de la maladie sont parfaitement indiquées. Ils les recommandent particulièrement quand il s'agit de combattre des congestions cérébrales caractérisées par la rougeur de la face, la saillie et le brillant des yeux, les battements artériels des régions carotidiennes et des tempes, surtout si ces symptômes, déjà très significatifs, sont encore accompagnés d'une céphalalgie intense et d'un délire bien caractérisé.

Il est impossible, en effet, de ne pas suivre tout d'abord le conseil que donnent ces auteurs, dès que l'occasion se présente de combattre un état comparable à celui que nous venons de décrire. Eh bien ! cette occasion s'est présentée à nous ; mais nous devons dire que, nous étant conduits comme le conseillent les maîtres de l'art, il s'en faut bien que dans cette occasion le résultat ait répondu constamment à notre attente.

L'un des premiers malades que nous avons visités au début de leur maladie, était un sourd-muet bien intelligent, qui, âgé de trente-cinq ans et doué d'une forte constitution, présentait en tous points les symptômes désignés par les auteurs comme conditions favorables au résultat des saignées ; nous pouvons même dire qu'à ces prétendues conditions s'en joignaient d'autres qui en devenaient à nos yeux plus justificatives encore. Cet homme ne délirait pas, ce qui tend à démontrer que la lésion cérébrale n'était pas encore très profonde ; mais nous ajouterons que sa respiration présentait une oppression manifeste ; il accepta la proposition que nous lui fîmes, par signes, de le saigner, avec un empressement qui trahissait non seulement la satisfaction que nous lui faisions éprouver en lui manifestant notre intention, mais même le vif désir d'être saigné. Nous le saignâmes, en effet ; le sang que nous lui ôtâmes parut aussitôt recouvert d'une épaisse couenne inflammatoire, mais le caillot qu'il forma se ratatina bientôt et sembla comme noyé dans une grande quantité de sérosité. — Nous fîmes ensuite les prescriptions accessoires, comme boissons pectorales, lavements, diètes, etc. — Le surlendemain, rendus sur les lieux, notre plus grand empressement fut de visiter notre intéressant muet. — L'état de ce malheureux était bien empiré.... les symptômes d'adynamie étaient manifestes ; ce changement si prompt et si subit dans l'état de ce malheureux n'avait pas échappé aux personnes qui l'entouraient : aussi, l'une d'elles nous le reprocha-t-elle avec une amertume, une grossièreté, nous dirons plus, avec des menaces, qui eussent découragé, effrayé même, des hommes moins disposés que nous à continuer notre mission de dévouement.... Le lendemain ce malheureux n'était plus !...

Un fait bien certain, et dont nous aurions dû tenir un compte plus sévère, c'est qu'au début de l'épidémie deux médecins différents, ayant été appelés auprès de deux varioleux, crurent, comme nous, devoir aussi recourir à la saignée, et qu'ils furent, comme nous, affligés du même résultat.

Ayant fait en présence d'un de nos confrères de Castillon, le docteur *Subra*, l'ouverture d'un varioleux, nous trouvâmes néanmoins les méninges enflammées, etc., la crosse de l'aorte, enfin, et les gros vaisseaux artériels remplis de pseudo-membranes, résultat évident de la plus vive inflammation. Oh! évidemment, en présence de pareilles altérations, notre réprobation contre la saignée dût nécessairement s'amender; et nous nous demandâmes aussitôt si les saignées faites jusqu'à ce jour avaient été assez abondantes pour démontrer leur valeur réelle?

Les préventions contre les émissions sanguines et la disposition générale des esprits contre quiconque eût osé les employer, ou même seulement les proposer, étaient telles que nous dûmes craindre que l'occasion se présentant, même avec ses plus favorables conditions, il ne nous fût pas donné d'élucider la question. Mais le confrère qui nous aida dans l'autopsie dont nous avons parlé, et qui trouva dans cette autopsie non seulement la consécration de certains principes qu'il professe habituellement pour les saignées générales, mais la démonstration de l'excellence de ce moyen, dans des conditions données, de l'épidémie régnante, trouva bientôt l'occasion d'expérimenter la valeur, dans ce cas, des évacuations sanguines répétées et abondantes.

Appelé auprès d'un de ses clients habitant la vallée infectée, et ayant reconnu l'indication, formelle, il saigna

abondamment une fois.... deux fois.... son malade, qui
peu de jours après mourut....

L'expérience ayant parlé, nous nous promîmes de profiter de ses enseignements.

Ce n'est pas toutefois que nous considérions ces résultats comme devant nous guider à tout jamais, c'est-à-
dire dans d'autres lieux, à l'égard d'autres sujets et à
l'occasion de tout autre épidémie..... Ce n'est pas d'aujourd'hui, en effet, que nous avons appris que des maladies se présentent avec une physionomie souvent la
même, et revêtent toutefois des caractères cachés qui
en modifient singulièrement la nature. — Nous ne devons donc pas nous étonner si dans l'épidémie de la Bethmale, dont les sujets affaiblis depuis longtemps par des
privations de tout genre (car là, comme en bien d'autres lieux, la misère est grande), les évacuations sanguines ont rencontré un si funeste écueil.

Dans d'autres circonstances, dans d'autres conditions
et dans d'autres lieux, nous avons fait chez les varioleux que des complications graves menaçaient de mort,
des évacuations sanguines, abondantes et répétées; et
nous avons eu la satisfaction d'enrayer la marche des symptômes. A *Castillon* naguère mon confrère le docteur *Sentein*
a saigné deux fois et abondamment sa femme, qui, affectée de variole, était menacée de complications qui eussent pu devenir funestes. Eh bien! aujourd'hui c'est à
peine si l'on peut dire que cette dame, dont les traits
ont conservé leur beauté et le teint son éclat, a été
depuis peu de temps affectée de variole !

Bien des cas, légitimant en apparence l'emploi des évacuations sanguines, se sont présentés à nous dans nos
visites aux varioleux de la Bethmale; mais nous avons

dû renoncer à les affaiblir par des soustractions de sang.
Heureusement pour nous, et plus heureusement encore
pour les malades, les dérivations et les révulsions faites
à l'aide de la moutarde et des cantharides ont agi d'une
manière si avantageuse que nous nous croyons en droit
de les considérer comme de vrais succédanés de la saignée dans ces cas qui en apparence légitimeraieut tant
ce moyen. Les sinapismes, ou tout simplement les cataplasmes sinapisés, ont, en effet, agi avec une efficacité
des plus remarquables dans la grande généralité des cas,
principalement au début de l'affection ou au commencement de l'éruption, alors que nous avions à combattre une
céphalalgie intense ou même des symptômes d'affection cérébrale bien caractérisés. C'est dans cette circonstance surtout que nous avons apprécié la valeur de cet adage si souvent invoqué, et avec raison, dans la curation de tant de
maux : *Principiis obsta.* C'est, en effet, au début de l'affection
que nous avions à combattre, que l'application des moyens
que nous venons d'indiquer a démontré leur excellence
en pareil cas ; et nous ne craignons pas de dire que c'est
à leur emploi que bien de malades doivent la satisfaction qu'ils ont éprouvée de voir leur affection enrayée
dès le début : aussi, éclairés par ces résultats, avons-
nous dû, alors même que les symptômes ne présentaient
pas encore de gravité et tandis qu'ils débutaient à peine,
en faire faire l'application comme devant être à nos yeux
sûrement préventives.

D'après ce que j'ai observé naguère à Saint-Girons,
je penserais que les convulsions qui compliquent la variole, se rattachant à une inflammation de viscères importants, devraient être combattues par des applications
de sangsues faites avec prudence, selon les indications

fournies par le viscère affecté ; tandis que les mêmes convulsions seraient plus rationnellement et plus avantageusement traitées par un vomitif, si elles se liaient à un embarras gastrique, saburral, muqueux ou bilieux, n'importe ; et que, si elles étaient simplement symptômatiques de l'éruption varioleuse ou purement concomittantes de cette affection, il serait mieux indiqué de les considérer ou de les traiter comme on le ferait dans les cas où elles seraient essentielles. Ici donc les bains tièdes prolongés, l'oxide de zinc, les lavements de camphre, de valériane, d'assa-fœtida, etc., me paraîtraient devoir mériter la préférence.

Deux cas récents de convulsions survenues pendant l'effort éruptif et traitées avec une prompte efficacité, chez le premier (âgé de dix-neuf ans et vacciné), qui éprouvait de violentes douleurs le long de la colonne vertébrale, par une application de sangsues à l'anus ; et chez le second (âgé de dix-sept ans et non vacciné), qui accusait au creux de l'estomac un poids étouffant, par une potion émétisée qui détermina par haut et surtout par bas d'abondantes évacuations bilieuses, prêtent à ces vues générales une telle force à mes yeux que je n'hésite pas à m'en faire une règle de conduite invariable dans les cas ordinaires.

On sent bien que si nous avions à traiter une variole compliquée d'une amygdalite, d'une pharyngite, d'une bronchite, d'une laryngite, dont les symptômes ne seraient pas assez prononcés pour exiger au début une saignée générale, nous nous contenterions de l'application, faite au cou, d'un petit nombre de sangsues, proportionné à l'intensité du mal ; mais nous devrions être plus réservés encore que dans le principe, à cause de la tendance, aujourd'hui mieux connue, de l'épidémie vers l'adynamie consécutive.

Ce raisonnement et cette prudente retenue sont devenus aussi pour nous une indication impérieuse dans les cas où nous avons eu à traiter la complication par dys. senterie. La misère, le défaut de bons aliments et de vêtements convenables, l'exiguité des lieux d'habitation disproportionnée au nombre des personnes qui y sont souvent accumulées, nous en ont imposé l'obligation.

En résumant notre sentiment sur la grave question de l'opportunité ou de l'inopportunité des évacuations sanguines dans notre épidémie varioleuse actuelle, nous dirons donc que nous les croyons parfaitement indiquées dans certains cas, comme l'attestent de concert et les ouvertures de cadavres et le traitement heureux où la saignée a été employée, cas que nous avous déjà cités. Nous penserions seulement qu'il est prudent de se tenir continuellement en garde contre la tendance adynamique aujourd'hui évidente ; et que, par conséquent, on devra préférer toutes les fois qu'on le pourra sans inconvénient les applications de sangsues à la saignée par la lancette. Le sang se répare, en effet, plus facilement pendant et après une application de sangsues qu'après une saignée par la lancette. Nous penserions, en outre, que, soit après la saignée par la lancette, soit après l'application de sangsues, voulues par des indications bien précises, on doit se hâter de prévenir la terminaison adynamique par un régime tonique quand rien de particulier ne s'y oppose, et par un traitement en harmonie avec ce régime, tel que celui dans lequel entreraient, selon les cas et toujours avec la prudence ordinaire convenable, la serpentaire, le polygala de Virginie, et surtout les préparations de quinquina les plus appropriées aux circonstances.

MM. *Guerssent* et *Polache* avaient remarqué que dans des circonstances analogues à celles dont il s'agit ici les évacuations sanguines , et la saignée par la lancette surtout , étaient moins indiquées encore chez les vieillards et chez les enfants , précisément à cause du grave inconvénient qu'elles avaient d'amener fréquemment l'adynamie. Nous pensons , en fondant notre sentiment sur ce que nous avons vu nous-mêmes , qu'il serait fort utile de ne point oublier dans la pratique tout ce qu'il y a à la fois de prudent et d'exact dans cette observation.

Mais à cette remarque nous devons en joindre une autre, tout aussi juste et tout aussi pratique par la grande raison qu'elle découle aussi de notre observation journalière dans nos contrées pendant le règne de l'épidémie actuelle. Le régime, la manière de vivre , les habitudes, les travaux auxquels on se livre , la manière de se vêtir , etc., ont la plus grande influence sur les effets que l'on doit attendre des moyens thérapeutiques et des remèdes en général , et des évacuations sanguines de la saignée par la lancette surtout en particulier. C'est à cette cause puissante que nous croyons devoir rapporter les insuccès des évacuations sanguines dans les cas déjà désignés où elles avaient été inefficaces , quoique les symptômes qui les indiquaient eussent été très bien interprétés, et que , comme nous l'avons déjà dit , les ouvertures cadavériques fussent elles-mêmes venues plus tard complètement justifier et notre diagnostic et toute notre conduite. Moins de misère , une meilleure alimentation , de meilleurs vêtements et des habitations plus spacieuses et mieux fermées durant une saison aussi rigoureuse , nous eussent sûrement épargné bien de regrets. Comment les corps si radicalement affaiblis de nos malades pauvres auraient-ils pu avoir la résistance vitale indispensable pour lutter avec un constant avantage contre un mal si violent, dans une année malheureuse où les grains ont généralement manqué ; où les pommes de terre, cette précieuse ressource des populations campagnardes, ce véritable pain des paysans, se sont montrées tout à la fois rares, et, en outre, de mauvaise qualité ; où, enfin, les paysans se trouvant, pour ainsi dire, réduits à la portion congrue, ont été dans l'obligation de se contenter d'une alimentation peu fortifiante, dont tous les frais étaient faits par un laitage peu consistant, et dont la quantité était encore insuffisante aux nombreux individus qui, dans une famille, devaient fraternellement se le répartir ?....

Faut-il s'étonner, d'après cela, que pendant le règne d'une épidémie varioleuse des plus graves les moyens thérapeutiques les mieux indiqués ne répondent qu'imparfaitement, dans beaucoup d'occasions, à la confiance qu'on avait eue justement en eux en des temps et sur des sujets meilleurs ? Des circonstances défavorables aussi puissamment délibitantes que la misère, le défaut de vêtements et d'habitations convenables, exercent une fâcheuse influence sur le traitement même des maladies ordinaires et sporadiques ; comment n'agiraient-elles pas d'une manière plus cruelle encore quand il s'agit d'états morbides, constitutionnels, graves, affectant aussi promptement notre économie que le font les maladies épidémiques en général ? Aussi voit-on alors les émétiques, qui d'ordinaire cessent d'agir quand ils ont débarrassé l'estomac des matières saburrales, muqueuses où bilieuses qu'ils contenaient, procurer un mouvement antipéristaltique soutenu inquiétant; les purgatifs prolonger leur action et produire des superpurgations ruineuses ; les sudorifiques procurer des sueurs abondantes, qui, cessant d'être critiques, et, par conséquent, avantageuses, deviennent colliquatives, de mauvaise augure et surtout funestes. Dans des circonstances aussi anormales, tant l'affection de la constitution est profonde, les réactions et la résistance vitales n'ont rien de régulier, rien que l'on puisse prévoir avec quelque certitude, en raisonnant *à priori*. C'est dans ces circonstances fâcheuses que le *calomel* a donné quelquefois des salivations rebelles; que les excitants du tube digestif ont déterminé des hémorragies internes très difficiles à combattre, et que, malgré les inflammations d'organes importants qui les indiquaient, les évacuations sanguines ont été tout au moins inefficaces dans certains cas, quand elles n'ont pas été décidément funestes, parce qu'elles débilitaient les sujets beaucoup plus qu'il ne l'aurait fallu : mais ce résultat était impossible à prévoir.... Ce qu'on observe à cet égard dans les maladies sporadiques, s'observe à un plus haut degré encore dans les épidémies : c'est ainsi qu'on doit se rendre raison, selon nous, de cette circonstence que les évacuations sanguines, également indiquées, d'après les symptômes, chez divers sujets, ont été néanmoins utiles aux uns et nuisibles aux autres.

Dans les graves circonstances où il s'est présenté des symptômes nerveux assez caractérisés pour constituer l'ataxie; dans les fâcheuses occasions où nous avons vu se manifester les symptômes constitués par les pétéchies ou pourpre putride des pustules varioliques gangreneuses, caractérisant ce qn'on nommait vulgairement la *petite vé-*

role noire, qui était pour nous les signes certains et les plus funestes d'une adynamie profonde des mieux caractérisées, nous avons fait un prompt appel aux toniques corroborants antipériodiques, antispasmodiques. Mais nous devons dire, à notre grand regret, que dans ces cruelles circonstances ces moyens ont presque toujours été incapables de répondre à la confiance que nous avions eue d'abord en eux, et qu'ils n'ont pu nous procurer tous les avantages que nous leur avions demandés.— C'est que ces moyens thérapeutiques, si souvent suivis dans tant d'occasions d'une grande efficacité, ont cela de commun avec tous les autres remèdes, médicaments, et aussi les opérations chirurgicales de tout genre, qu'ils ne réussissent pas toujours, alors même qu'ils sont parfaitement indiqués, parce qu'ils sont, eux aussi, impuissants contre un état morbide mortel par sa nature.

Nous devons mentionner ici l'indication d'un moyen bien facile, et dont l'application dans une circonstance particulière a été suivie d'un prompt et heureux résultat. Une femme éprouvait d'horribles douleurs à la plante des pieds, dont la dureté de la peau s'opposait invinciblement jusque-là à la manifestation en ce lieu de l'éruption varioleuse. Un cataplasme émollient, appliqué fort à propos sur les parties douloureuses, facilita l'éruption locale d'une manière presque instantanée, et dissipa l'état douloureux comme par enchantement.

Dans le but de rendre la convalescence plus libre et plus prompte à ramener l'état de santé normale, nous avons indiqué, mais seulement lorsque la desquammation avait eu lieu et qu'il existait une constipation opiniâtre, des laxatifs propres à dégager les voies digestives sans les irriter, tels que l'huile de ricin, le sulfate de soude; mais ce qui, sans

7

contredit, était accepté avec plus d'empressement et de re-
reconnaissance c'était le bouillon et la viande dont nous
leur faisions faire la distribution.

Nous avons, enfin, indiqué aux malheureux convalescents
affectés de dépôts, d'engorgements articulaires, d'œdèmes des membres, d'ophthalmies, d'otites, etc., les vésicatoires, les embrocations toniques, résolutives, etc., que la
thérapeutique recommande en pareil cas.

Vous avez remarqué, Monsieur le Sous-préfet, que nos
visites régulières ont commencé le 3 février, et qu'à compter de notre premier voyage officiel, nous avons eu à
traiter environ 70 malades, tant anciens que nouveaux,
c'est-à-dire tombés malades avant nos voyages ou pendant
la série de nos visites. — Depuis le 1er janvier jusqu'au
3 février, 56 individus sont descendus dans la tombe; —
a compter du 3 février jusqu'au 2 mars, et bien que le
nombre des malades fût alors, sinon plus grand, du moins
égal à celui des phases précédentes, 11 malades seulement
ont cessé de vivre.

Cette différence doit-elle être attribuée aux moyens préventifs et de traitement que nous avons mis en usage ?—
Nous n'oserions nous en flatter.

Est-elle le résultat de l'affaiblissement même naturellement survenu dans l'intensité de l'épidémie ? — Ce serait
possible.

Ne serait-il pas plus juste et plus vrai de la faire dépen-
dre de ces deux causes réunies ?— Tel est notre sentiment.

CHAPITRE VII.— *Organisation d'un service de santé ; choix d'infirmiers.— Lettre de M. l'abbé Commenge, curé de Saint-Lary.— M. l'abbé Gaujac, curé d'Ayet.*

Si vous connaissiez le caractère des habitants de ces contrées ; si vous aviez été à même de voir l'extrème misère dans laquelle les a plongés la mauvaise qualité et la pénurie des récoltes des deux années qui viennent de s'écouler, vous ne seriez pas étonné en apprenant qu'aucune des prescriptions faites lors de notre première visite ne fut mise en usage.

Vous seriez tout aussi peu étonné d'apprendre qu'il nous fut bien démontré qu'il en serait de même tant que ces malheureux auraient à payer de leurs deniers les médicaments ordonnés.

Ce n'est pas tout encore ; en admettant même qu'ils eussent eu à leur disposition les médicaments ordonnés, pouvions-nous compter assez sur leur intelligence pour croire ou espérer qu'ils sauraient exécuter avec précision les prescriptions qui leur seraient faites ? — Voilà deux grandes difficultés, dont nous n'aurions jamais eu la solution, si nous n'eussions pris une mesure que, du reste, légitimaient d'avance les pouvoirs que je tenais de votre prédécesseur.

Il fallut donc aviser à la fois et à se procurer des médicaments et à assurer la fidèle exécution de nos prescriptions. Nous eûmes d'abord l'intention de faire faire le service des malades, ou plutôt de faire surveiller l'administration des remèdes prescrits, dans un rayon aussi étendu que possible, par des sœurs de charité, dont le caractère nous garantissait l'intelligence et le dévoûment indispensables à cet effet. Ce que l'on voit chaque jour de l'excellence des services que ces saintes filles rendent dans les hôpitaux, ce que moi-même en particulier je vois à tout instant auprès de ceux de mes malades qui reçoivent aussi les soins de la sœur *Hélène*, cette douce et généreuse dame qu'entoure une auréole de respect et d'admiration et que les pauvres appellent leur providence, devaient être pour nous une sûre garantie de l'excellence de ce moyen, si son exécution eût pu être immédiate.

Ces pensées et ces difficultés faisaient, lors de notre second voyage en Bethmale, le sujet de notre entretien avec *M. l'abbé Gaujac*, curé d'*Ayet*, lorsque celui-ci nous signala deux personnes qui déjà avaient donné des preuves spontanées de leur dévoûment auprès de bien de malades, et auxquelles déjà M. le Curé lui-même avait donné quelques indications ou instructions. Ces personnes, dont je cite les noms avec plaisir, sont les nommés : *Jean Bareille dit Cavailhé*, et *Thérèse Souque, veuve Cau dit Toulonge....* Nous avons mandé l'un et l'autre auprès de nous ; nous leur avons proposé d'étendre leurs bons services à tous les malades qui pourraient en avoir besoin, en leur promettant une indemnité proportionnée à leurs soins et à leurs veilles.... Notre proposition a été acceptée avec empressement.

Nous nous sommes ensuite concertés avec MM. les Maires et les Curés de la Bethmale pour ouvrir un crédit chez les pharmaciens, chez les boulangers, chez les bouchers de Castillon, afin que les malades nécessiteux ne manquassent pas plus de vivres que de remèdes.

Le bruit s'étant répandu dans les vallées qui avoisinent la Bethmale que nous voulions organiser un ser-

vice médical , en en confiant le soin à des sœurs de charité , *M. l'abbé Commenge* , curé de Saint-Lary , m'écrivit,
mais un jour trop tard , pour m'offrir les services des
filles de l'établissement religieux qu'il forme à Saint-Lary.
Je crois devoir vous citer quelques passages de cette lettre,
où se trouvent exprimés d'une manière simple et naturelle les sentiments de la plus pure charité, afin qu'au
besoin vous sachiez , Monsieur le Sous-préfet, qu'il existe à
Saint-Lary, sous les auspices et le patronage de M. l'abbé
Commenge , un établissement religieux capable de rendre
à l'humanité de grands services.

« Monsieur le Docteur ,

« M. Laroque, curé d'Augirein , m'a rapporté un en-
« tretien qu'il avait eu avec vous au sujet de la ma-
« ladie épidémique qui règne dans la Bethmale ; touché
« de l'abandon presque général où se trouvent les ma-
« lades , vous avez exprimé le désir de faire appeler deux
« religieuses qui iraient leur prodiguer leurs soins.

« Je viens , Monsieur le Docteur , offrir les services des
« filles de l'établissement religieux que je forme à Saint-
« Lary ; quoiqu'elles ne sachent pas la médecine , elles
« sont assez exercées au soin des malades, assez intel-
« ligentes, pour comprendre les prescriptions du médecin
« et pour les exécuter ; elles savent d'ailleurs préparer
« les tisanes , mettre des vésicatoires , etc. Lenr cos-
« tume religieux et plus encore leur zèle et leur dé-
« voûment leur concilieraient , j'en suis sûr, la véné-
« ration et l'estime de tous. Elles pourraient être d'autant
« plus utiles qu'elles connaissent les habitudes et le lan-
« gage du pays; d'un autre côté, leur entretien exige-
« rait peu de sacrifices : une modeste chambre , une nour-
« riture simple, c'est tout ce qu'il leur faudrait.

« Si elles étaient acceptées , elles pourraient se rendre
« immédiatement à leur poste de dévoûment et de sacrifi-
« ces , etc. »

Je craindrais de gâter par un éloge le mérite de cette
lettre ; j'aime mieux me borner à la transcrire ici, afin
d'offrir à la vénération de ceux qui la liront et son auteur et les pieuses filles qui en font le sujet.

A dater du moment où nous avons organisé notre
service médical , nos infirmiers nous ont constamment accompagnés auprès des malades. Nous leur avons bien
expliqué et nos intentions et la manière dont les remèdes prescrits devaient être administrés. Ils nous ont parfaitement compris , et, d'après leur intelligence et leur
dévoûment , nous avons eu dès le premier moment la
certitude que les malades seraient , enfin , soumis à un
traitement rationnel qui nous donnait l'espérance d'arracher à la mort un bon nombre d'entre eux , qui sans cela
seraient certainement devenus ses victimes.

De son côté, M. *l'abbé Gaujac*, *curé d'Ayet*, qui dans
ces jours calamiteux, bien qu'épuisé par ses pénibles la-
beurs et ses longues veilles, n'a pas cessé un instant de donner
à ses paroissiens tant et de si belles preuves de sa bienfaisance
inépuisable, de son dévoûment sans bornes et de sa charité
chrétienne, si douce, si prévenante et si constamment active, a
bien voulu nous accompagner dans quelques maisons, afin
d'encourager par sa présence et ses conseils les malades et
leurs parents à se soumettre docilement à nos prescriptions. Avant ce moment nous avions vu plus d'une fois
de malheureux paysans, ignorants et fatalistes , refuser
obstinément de faire usage de nos médicaments. Ce bon et généreux pasteur n'a pas borné là le concours si puissant qu'il
nous promit dès notre première visite; il a bien voulu répéter

dans ses prônes ses conseils et ses encouragements, en les accompagnant d'explications qui en faisaient ressortir la valeur et l'opportunité.

Grâces à tous ces moyens de concours, grâces aussi à la prudente et prompte administration des secours, faite constamment avec toute la précision et l'à-propos désirables, nous avons eu le bonheur de voir bientôt la mortalité diminuer d'une manière rapide et bien satisfaisante.

Il vous sera facile de sentir, Monsieur le Sous-préfet, que dans l'état des choses, sans l'organisation du service médical, il eût été absolument impossible de faire exécuter le moindre traitement d'une manière régulière. Cela ne veut pas dire que, même alors, la pratique médicale dans les contrées infectées ait été pour nous sans obstacles et sans désagréments; mais nous avons, tout au moins, pu espérer que nos moyens thérapeutiques, administrés avec plus de précision et d'à-propos, nous procureraient des avantages que jusqu'alors il nous avait été impossible d'obtenir.

———

CHAPITRE VIII. — *Localités diverses où la petite vérole s'est portée.* — *Explications sur la mort d'un gendarme de Castillon.*

La mortalité ayant notablement diminué, cessé presque, dans la paroisse d'Ayet, nous vîmes l'épidémie s'étendre à quelques localités voisines qu'elle avait jusque-là respectées. Nous y constatâmes même quelques cas faisant redouter une terminaison fatale ; mais nous jugeâmes avec satisfaction que la maladie plus facilement maintenue , par les moyens indiqués, dans ses proportions naturelles, semblait devoir parcourir ses périodes sans entraîner la mort des malades, comme on l'a vu si généralement lors de l'invasion ou des temps primitifs de l'épidémie.

La vallée de la Bethmale n'a pas été seule la victime de l'épidémie varioleuse ; d'autres communes plus ou moins voisines en ont aussi souffert, mais la mortalité ne les a pas frappées dans une aussi effrayante proportion.

A *Castillon*, chef-lieu du canton, il y a eu dans le mois de décembre, 50 malades environ et 7 morts. Au nombre de ces derniers se trouve un gendarme âgé de 34 ans, et qui avait été vacciné dans son jeune âge. Nous voulons entrer dans quelques détails de l'histoire pathologique de cet homme, afin de donner en passant notre sentiment sur l'une des circonstances du traitement qui a été mis en usage, et qui, comme il n'arrive que trop souvent, a occupé un public souvent plus prodigue de critiques que de témoignages de reconnaissance.

Chez ce gendarme la maladie débuta brusquement par une fièvre intense , avec face vultueuse, animée, yeux brillants , battements artériels aux tempes , et vive céphalalgie, accompagnée d'un grand embarras intellectuel , parfois même entrecoupé de quelques instants de léger délire.

Entre les moyens thérapeutiques auxquels les praticiens qui soignaient le malade crurent devoir recourir se trouvent *des réfrigérants* , qui furent appliqués sur la tête ; malheureusement après l'emploi de ces topiques , et quoique , d'ailleurs , l'éruption variolique se fût déclarée en suivant sa marche à peu près régulière , l'individu succomba.

Dans cette circonstance , comme dans bien d'autres , un

certain public, qui ne se demande jamais s'il est compétent
dans les jugements qu'il porte, ne manqua pas de dire que
les médecins, qui n'avaient pu guérir ce malade, l'avaient
tout uniment tué... Or nous devons au peuple, à qui nous
souhaitons toujours une augmentation de lumières, parce
qu'il est d'autant plus raisonnable qu'il est plus instruit, et
nous devons surtout à nos confrères injustement accusés,
de dire que leur conduite a été absolument conforme aux
règles de l'art, et à l'abri, partant, de tout juste reproche
dans cette circonstance. — Les symptômes constituant l'invasion de la maladie faisaient naturellement craindre une
inflammation du cerveau et de ses membranes ; ils ne se
liaient pas assez intimement à l'éruption varioleuse épidémique pour devoir en être regardés comme les fidèles et infail-
libles précurseurs. On ne peut point dire que la manifestation de l'éruption devait suivre nécessairement leur apparition, parce que cette éruption spéciale n'était nullement
liée à ces symptômes d'une matière nécessaire. — Nous dirons plus, alors même qu'on aurait été certain *à priori*
que ce groupe de sypmtômes graves, accusant une affection
cérébrale, étaient une complication de la variole, quoique
celle-ci n'eût point encore donné de signes positifs de son
existence future, il aurait fallu combattre cette complication
comme elle a été combattue. — *Guersent*, l'auteur de l'article *variole*, du dictionnaire de médecine en vingt-et-un
volumes, rappelle avec raison que, selon les vues de
Sydenham, de *Cotugno*, et il aurait pu ajouter de bien
d'autres observateurs de tous les temps et de tous les lieux,
il faut durant le règne des épidémies traiter les complications comme si elles constituaient des maladies isolées ou
indépendantes de la maladie populaire : *uti instituerentur
si variolæ non adessent.*

On ne saurait, du reste, raisonnablement accuser ici les *réfrigérants* d'avoir occasionné une répercussion, puisque, comme il a été dit, l'éruption s'était manifestée à peu près avec la régularité ordinaire.

Quoique le fait, avec raison assigné comme péremptoire par *Sydenham* pour prouver combien il est dangereux de maintenir les sujets varioleux dans une atmosphère trop chaude, soit déjà fort connu, nous croyons devoir le reproduire ici ; non qu'il ait une analogie complète avec le fait ci-dessus mentionné, mais pour démontrer que les réfrigérants ne sont pas toujours nuisibles aux varioleux ; il est, d'ailleurs, d'une assez grande importance et d'une application assez fréquente pour qu'un oubli seul eût pu nous empêcher de le placer sous les yeux de nos lecteurs.

« Un jeune homme atteint de variole, chez lequel on
« avait cherché à provoquer la chaleur par tous les moyens
« possibles, tomba *dans un état d'anéantissement qu'on prit*
« *pour la mort ;* dans cette persuasion, les personnes qui
« le veillaient l'enveloppèrent d'un linceul, et le placèrent
« ensuite sur une table ; ce malheureux *ne tarda pas à*
« *éprouver l'heureuse influence du refroidissement ; il se ra-*
« *nima peu à peu, et finit par guérir de sa petite vérole.* »

Sydenham a omis de nous dire toutefois quel genre de complication affectait le sujet de son observation. Nous pensons que, si ce varioleux eût présenté sa complication du côté des voies aériennes, le froid auquel il fut exposé, loin de lui être salutaire, l'eût, au contraire, fortement compromis.

Je puis, de mon côté, rappeler un fait tout récent, digne aussi d'être cité.

Un colporteur venu de la commune de *Tourtouse*, *où règne en ce moment la variole*, arrive à Saint-Girons, et éprouve bientôt les premiers symptômes de cette maladie. L'éruption, qui dans les premiers jours se montrait générale et confluente, s'affaise. — Des symptômes cérébraux alarmants apparaissent bientôt. — Le malade délire complétement. — Je fais l'application de vésicatoires aux extrémités inférieures ; mais ce malade, mal gardé, enlève l'appareil.

Le lendemain on me propose de faire transporter ce malheureux à l'hôpital de Saint-Lizier. Je réponds par des observations fondées sur le danger que courrait ce malade si on l'exposait à la rigueur du temps ; le froid était intense, les chemins couverts de neige et de glace ; on insiste ;... force est à moi de délivrer un certificat d'entrée ; mais, arrivé à Saint-Lizier, le malade ne peut être reçu. Ses porteurs se décident alors à le transporter *à Tourtouse* ; le voyage dura au moins quatre heures ; le froid ne cessa pas d'être rigoureux ; sans doute même, il était plus intense sur les points élevés où se trouve tracée la route qui de Saint-Lizier conduit à Tourtouse. Le lendemain de son arrivée le malade ne délirait plus ; son étonnement était grand de se trouver à Tourtouse ; il ne pouvait s'expliquer ce déplacement ;.... il n'avait pas eu connaissance de ce qui s'était passé, il ne pouvait donc s'en souvenir. Son état est allé s'amendant progressivement.

Nous pourrions citer d'autres faits de ce genre que nos lectures nous ont fait rencontrer dans divers auteurs.

Le docteur *James*, l'auteur du dictionnaire universel de médecine, traduit de l'anglais par *Diderot* et autres, dit en avoir observé quelques-uns. Il cite le suivant qui mérite ici une mention particulière, parce qu'il présente avec celui qui nous est propre une grande analogie sous le rapport symptômatologique.

« Un jeune homme venu à Bristol pour quelques af-
« faires, y fut attaqué vers la mi-été d'une petite vérole,
« qui ne tarda pas d'être suivie de délire. La garde qu'on
« avait chargée de le soigner, étant allée en ville, laissa
« quelques autres personnes à sa place ; mais étant restée
« plus longtemps dehors qu'elle n'avait cru, le malade
« tomba dans une syncope qui le fit passer pour mort ;
« si bien que ceux qui étaient restés auprès de lui,
« appréhendant qu'il ne sentît mauvais, vu sa corpulence
« et la chaleur excessive de la saison, le mirent tout nu
« sur une table, se contentant de le couvrir d'une ser-
« viette. La garde étant revenue, et croyant apercevoir
« quelques signes de vie sur son visage, le remit au lit,
« où il reprit ses sens, et d'où il sortit parfaitement guéri
« au bout de quelques jours. »

Loin de nous la pensée d'établir en principe que certains varioleux doivent être exposés à un froid rigoureux,
car les faits que nous avons cités ne doivent être acceptés
que comme exceptionnels ; nous devons même dire ici
par anticipation que la mortalité en Bethmale a été
plus grande pendant les phases du froid le plus rigoureux.

Nous tirerons toutefois des faits cités cette conséquence,
qu'il est des circonstances dans lesquelles les réfrigérants
peuvent être utiles, et qu'il faut moins se préoccuper dans
le traitement des varioleux du symptôme extérieur, l'éruption
varioleuse, qu'en effet la chaleur favorise, que des complications sévissant sur des organes intérieurs essentiels
à la vie.

Dans la commune de *Sentein*, où la maladie épidémique
a été importée de la Bethmale, il a existé 60 cas environ de variole, dont 14 suivis de mort.

Nous sommes passés à *Bordes*, à *Ourgeout*, où ont existé quelques cas de variole, mais de variole simple et bénigne.

Nous pouvons aussi citer des points bien divers de notre arrondissement dans lesquels la variole règne en ce moment, mais avec moins de malignité assurément que dans la Bethmale. Nous savons qu'elle existe dans le *Balaguères*, dans l'un des quartiers de *Rimont*, de *Tourtouse*, d'*Ustou*; mais, là encore, les cas sont assez généralement bénins. Il nous a été facile de nous rendre raison de cette bénignité dans ces localités qui semblent privilégiées, c'est que là presque tous les sujets ont été vaccinés.

Il en a existé, enfin, quelques cas à Saint-Girons, dont quelques-uns ont été suivis de mort;.... mais je ne puis vous en parler pertinemment, car, retenu chez moi depuis plusieurs jours par le plus grand malheur qui puisse affliger une famille, je n'ai pu suivre les traitements commencés, ni répondre aux divers appels qui m'ont été faits.

———

CHAPITRE IX. — *Autopsies cadavériques.* — *Considérations générales sur ce genre d'investigations.*

Nous savions depuis long-temps, et par nos lectures, et par l'expérience de nos devanciers, et par les circonstances où il nous avait été permis de constater par nous-mêmes la vérité des assertions de certains graves auteurs; nous savions, disons-nous, qu'en général, ou plutôt *presque toujours*, l'anatomie pathologique avait assez mal répondu à l'appel qu'on lui faisait et à la confiance que l'on avait eue en elle quand on l'avait consultée à l'occasion d'une grande épidémie.— Nous savions qu'à l'occasion de la peste, de la fièvre jaune, du typhus des camps, des hôpitaux encombrés, et des prisons, on avait très fréquemment rencontré dans les cadavres des lésions anatomiques ou organiques identiques, quoique ces affections fussent pourtant elles-mêmes de nature si différente... Nous savions que, contre les prévisions de la logique commune, en ce qui concerne la *causalité*, il se trouvait précisément que dans les cas les plus promptement mortels de ces épidémies la prétendue cause efficiente était introuvable, de sorte que, quand dans cette pathogénie si évidemment hypothétique, on expliquait la marche lente des symptômes et la *tardiveté*, si nous pouvons nous exprimer ainsi, de la mort, en les attribuant à des lésions anatomiques coïncidentes visibles, on ne savait à quoi rapporter la même affection quand sa marche et les symptômes étaient assez rapides et assez graves pour *tuer* dans quelques instants. Alors, en effet, on ne trouvait jamais dans les cadavres une cause anatomique rendant parfaitement compte de la mort, et le plus souvent même on ne trouvait rien de notable. Et bien, malgré tout cela, nous avons cru devoir prendre les moyens de faire des ouvertures de cadavres, afin d'éviter le reproche de n'avoir pas eu recours à ce genre d'investigations. A notre grand regret nous n'avons pu faire que deux ouvertures; nous devons le reconnaître, c'est trop peu pour nous fournir certaines lumières de second ordre qui, si elles eussent été plus multipliées, seraient tombées peut-être dans leur ressort. Il n'a pas dépendu de nous de lever tous les obstacles à cet égard. Quelques soins que j'eusse pris de me prémunir d'une lettre de M. le Sous-préfet intérimaire (M. Bergés, juge au tribu-

nal de Saint-Girons), à qui je fais de sincères remercî-
ments pour la bonne grâce avec laquelle il m'a offert tout
son concours, et adressée à M. le Maire de la Bethmale,
afin qu'il voulût me faciliter les moyens de faire des autopsies ; quelque empressement que M. le Maire, de son côté,
ait mis à me seconder, le plus souvent les obstacles que
nous avons rencontrés ont été insurmontables, tant les
parents des morts manifestaient de répugnance, et tant
quelques malades témoignaient d'inquiétude et de frayeur
en songeant qu'ils pourraient devenir le sujet de ces investigations.

Sans entrer dans trop de détails, parce que notre rapport, déjà fort étendu, doit traiter encore de questions
plus importantes pour la médecine pratique, que ne le
seraient sûrement ici les ouvertures de cadavres, qui dans
ces cas permettent, tout au plus, de voir des effets quand
on cherche des causes, nous nous bornerons à dire :

1° Que nous avons rencontré dans l'un des cadavres
qu'il nous a été permis d'ouvrir les traces des inflammations des divers organes, que nous avions reconnues durant la vie comme autant de complications du fond de la
maladie, c'est-à-dire de l'affection variolique.

2° Que, par conséquent, nous avons rencontré les membranes du cerveau enflammées et injectées, les ventricules
du même organe contenant une sérosité légèrement san-
guinolente, et les sections par le scalpel des substances
corticales et surtout *cendrées* présentant un *pointillé*, ou , si
l'on veut, un *sablé* rouge très prononcé; ce qui n'a pas
dû nous étonner , puisque ce sujet avait éprouvé durant sa
vie de violentes douleurs de tête et du délire.

3° Que nous avons rencontré dans la bouche des ulcérations nombreuses, de même que dans le larynx, où nous

avons rencontré, en outre, une speudo-membrane gan-
greneuse très épaisse ; ce qui nous a expliqué et l'abondante
salivation du malade et sa presque aphonie vers les derniers
jours de sa vie.

4° Que nous avons constaté un engercement du tissu
pulmonaire, à sa partie postérieure surtout ; ce qui nous
a expliqué l'oppression et la toux suivie de crachats san-
guinolents.

5° Que nous avons vu la surface gastro-intestinale en
bon état ; ce qui ne nous a pas étonné, car, s'il est vrai
que dans la presque totalité des cas nous ayons aperçu dès
le début de la maladie des symptômes d'irritation gastro-
intestinale, ces symptômes se sont vite dissipés dès que
l'éruption varioleuse a commencé.

6° Que nous avons trouvé chez ce malheureux sujet,
véritable rendez-vous des plus cruelles complications, et
mort à suite de symptômes adynamiques avec escharres
gangreneuses au dos et aux cuisses, les gros vaisseaux
artériels remplis de speudo-membranes, auxquelles adhéraient fortement des caillots sanguins, dont la double
présence a dû apporter un grand trouble dans la circulation sanguine....

Ces fausses membranes et les caillots qui leur adhéraient
ont-ils eu quelque influence, par la gène très grande assurément qu'ils ont apportée à la circulation sanguine, sur
la production des gangrènes qui se sont manifestées ?

Tous nos confrères savent qu'un bon nombre d'auteurs
fort recommandables attribuent souvent la gangrène à un
obstacle quelconque rencontré par le sang dans les tubes
ou canaux où il devrait librement circuler.

Nous ne pouvons repousser absolument cette causalité
de gangrène, mais nous dirons que, ne trouvant pas pour

le cas actuel fort satisfaisante ou suffisante la théorie de la gangrène n'ayant que cette idée pour base, nous admettons qu'ici la viciation survenue dans toute l'économie, par la malignité que les complications réunies y ont provoquée et répandue, expliquerait principalement à nos yeux la formation de ces gangrènes.

7° Enfin, nous n'apprendrons rien, sans doute, aux médecins qui nous liront, en disant que nous avons reconnu la peau épaisse, gorgée de sang, facile à déchirer et infiltrée d'un fluide sanguinolent et gélatiniforme.

Nous ferons connaître aussi, mais rapidement, l'ouverture du cadavre d'une fille âgée de vingt-sept ans. Cette malheureuse est morte après sept jours de maladie, ayant présenté un délire furieux, et après avoir rendu une certaine quantité de sang par la bouche.

Une large et noire extravasation sanguine entourait l'un des yeux, ce qui donnait à la physionomie de ce cadavre un aspect effrayant. Son corps était aussi couvert d'un bout à l'autre de taches noires ou pourprées. Le cuir chevelu présentait à sa surface interne de larges caillots sanguins. Les méninges étaient gorgées de sang, ce qui rend assez bien raison du violent délire auquel la malade avait été en proie pendant les deux ou trois derniers jours de son existence.

La surface intérieure de l'estomac, uniformément d'un rouge intense, avait dû être fortement enflammée du vivant du sujet; les intestins grêles surtout étaient tellement engorgés de sang veineux qu'ils en conservaient une teinte bleue-noire. L'intérieur de ces organes était occupé dans l'estomac par un liquide couleur chocolat très foncée, et dans les intestins par un liquide ayant la couleur de la lie de vin corrompue.... Le tissu pulmonaire était engoué de sang, ce qui nous explique pourquoi cette fille avait rendu une certaine quantité de sang par la bouche. D'après ces altérations, qui devaient être nécessairement funestes, il est impossible de méconnaître dans cet ensemble de phénomènes ou d'altérations un exemple fort remarquable de la *purpura hemorragica* putride et maligne.

Bien que ces deux cas soient des plus remarquables qu'aient pu présenter les autopsies cadavériques faites jusqu'à ce jour dans des cas analogues, nous n'avons pas été par là plus éclairés sur le fond de la question, c'est-à-dire sur la nature intime de l'affection varioleuse dite maligne ou typhoïde, que ne l'ont été les observateurs qui ont ouvert des cadavres dans des circonstances semblables à celles où nous nous sommes trouvés nous-mêmes.

—

CHAPITRE X.— *Considérations sur la séquestration des populations infectées. — Conseils donnés à cet égard.*

Je dois rappeler ici, Monsieur le Sous-préfet, qu'à l'occasion d'une épidémie varioleuse, qui sévit dans le canton d'Oust il y a un an environ, j'adressai à M. le Sous-préfet, votre prédécesseur, un rapport ayant pour conclusion l'adoption de mesures de séquestration.

Je n'ignorais pas tout ce qu'avaient de grave de semblables mesures, tant sous le rapport de la gêne qu'elles devaient procurer, *au moins temporairement*, au commerce et à toutes les branches d'industrie que sous celui de la vive affection morale des populations infectées, qui en devaient être l'effet inévitable; mais je croyais y avoir vu, malgré tout, un très haut degré d'utilité.

M. le Sous-préfet me répondit par des considérations administratives , tendant , sinon à faire rejeter décidément mes conclusions , du moins à en faire ajourner indéfiniment l'adoption. Il me signalait les inconvénients nombreux qui pourraient résulter d'une séquestration faite et surveillée par l'autorité ; et , quelque opposées qu'elles fussent à ma manière de voir, ces raisons me parurent très plausibles.

Les choses en restèrent là pour ce qui concernait mes propositions ; malheureusement l'ajournement de l'adoption de mes conclusions sembla presque censuré à son tour par la marche croissante de l'épidémie.... Après avoir notablement diminué dans le canton d'Oust , où elle avait été importée de l'hôpital *de Toulouse* par une nourrice , elle fut aussi transportée d'une manière analogue dans des communes voisines, où l'on en remarqua plusieurs cas graves dont quelques-uns firent des victimes.

L'épidémie atteignit, toujours par importation , la commune de *Soulan* et celle de *Riverenert* , où parmi les victimes qu'elle frappa mortellement se trouvèrent deux jeunes femmes enceintes.

De *Riverenert* ce fléau contagieux a été porté par un jeune homme dans la vallée de la *Bethmale* , où elle vient d'exercer , ainsi que vous l'avez vu, de véritables ravages.

Nous n'ignorions pas tout ce qu'il y avait de délicat dans l'examen de certaines mesures sanitaires , et nous savions qu'en ce qui concernait la séquestration , la juste répugnance de l'autorité s'accordait parfaitement avec celle des habitants de plusieurs des localités infectées, et que cette répugnance puisait une nouvelle force dans les embarras qu'eussent nécessairement éprouvés le commerce en général et de proche en proche toutes les branches d'industrie de la contrée, etc. L'opposition à la séquestration de la part de l'autorité et de celle des communes infectées, parfaitement d'accord dans cette circonstance, devaient pourtant considérablement gêner l'application de nos vues thérapeutiques les plus rationnelles sous le rapport médical, et nous nous trouvions par le fait d'autant plus en peine sur ce point que nous devions nécessairement renoncer non seulement à triompher de ces obstacles, mais encore rigoureusement les respecter.

Dans cette délicate conjoncture, où nous nous trouvions tirés en sens divers par nos devoirs humanitaires, par nos opinions médicales bien arrêtées, et tout à la fois par notre juste respect pour les décisions motivées de l'autorité supérieure, la seule ressource rationnelle qui nous restât consistait à prendre un terme moyen, aussi utile qu'il pût l'être, comme demi-mesure, sans froisser autant d'intérêts que l'eût fait inévitablement, et durement peut-être, une mesure complète, telle que la séquestration absolue, mesure de la plus grande gravité par ses conséquences forcées.

Tout en respectant les bonnes raisons que l'autorité nous avait données contre la séquestration, nous nous sommes efforcés d'influencer assez heureusement les poulations elles-mêmes pour les disposer à faire spontanément ce que l'autorité n'eût pu leur faire faire, sans de graves inconvénients, en vertu d'ordres formels émanés d'elle.

Nous nous sommes adressés directement aux populations infectées, en les invitant à s'appliquer d'elles-mêmes d'une manière toute spontanée, et sans aucune intervention de force publique, les principes d'une séquestration officieuse et prudente, qui, sans être complète et rigoureuse, serait du moins ainsi suffisante pour modérer jusqu'à un certain point l'extension ou la marche envahissante de l'épidémie.

Nous avons tâché de faire sentir aux habitants timorés de ces malheureuses contrées que, si l'on ne pouvait pas empêcher la communication avec les populations saines d'individus venant des foyers d'infection épidémique et qui déjà portaient en eux le germe du mal, quoiqu'il ne se fût point manifesté encore (ce qui était pourtant même à ce degré un danger), on pouvait du moins se dispenser, lorsqu'on se portait bien, d'aller et de séjourner sans d'impérieuses obligations dans les localités infectées, et dans celles surtout où l'on savait très bien que le fléau exerçait ses plus cruels ravages. Nous sommes heureux de pouvoir vous donner l'assurance que nos conseils relatifs à cet objet ont procuré des avantages incontestables à plus d'une de nos contrées.

Toutefois nous devons dire ici, Monsieur le Sous-préfet, que, si la maladie épidémique dont nous avons l'honneur de vous entretenir, déjà si meurtrière et si répandue, augmentait encore, et d'étendue et de violence, la demi-séquestration dont nous venons de parler serait inutile et incapable de procurer le moindre avantage.... La séquestration rigoureuse et par ordre de l'autorité nous paraîtrait absolument de rigueur. Nous avons vu presque partout que la maladie avait été importée dans des localités jusque-là saines par des individus qui venaient eux-mêmes de quelques foyers d'infection : cette circonstance serait-elle la seule qu'on pût alléguer en faveur de notre sentiment, elle devrait suffire pour qu'on l'examinât très sérieusement avant de la rejeter d'une manière définitive ; car on serait dans l'erreur si l'on s'imaginait que nous n'avons pas d'autres raisons propres à la renforcer.

Nous ne nous serions pas assez clairement exprimés, si, dans le cas où l'on devrait établir un *cordon sanitaire*, l'on nous prêtait l'intention de voir les malades cernés, rapprochés, et maintenus ainsi forcément dans le plus petit espace possible.... Ce serait justement le meilleur moyen d'accroître la violence des foyers d'infection... Notre principe à suivre dans cette supposition serait non seulement de séparer la contrée infectée d'avec les contrées saines limitrophes, mais encore de séparer, d'éloigner le plus possible, les malades les uns des autres, pour éviter des concentrations partielles, produisant de petits foyers d'infection, dont les effets additionnés ou réunis pourraient devenir d'un instant à l'autre des plus funestes. Il serait sûrement sans danger pour les contrées limitrophes saines que des individus leur appartenant franchissent le cordon sanitaire, si tel était leur bon plaisir, pour s'établir dans les lieux où règnerait l'épidémie ; mais il en serait tout autrement si ces individus voulaient revenir dans les contrées saines après avoir séjourné plus ou moins de temps dans un foyer d'infection.

Dans le cas où l'on permettrait de quitter les lieux infectés, en franchissant le cordon sanitaire, à des individus qui ayant séjourné impunément dans les pays contagionnés n'auraient pas été atteints jusqu'à ce moment d'aucun des symptômes caractéristiques de l'épidémie, on ne pourrait pas garantir que les individus dont il s'agit, malgré leur santé apparente, n'emporteraient point avec eux le germe de la maladie. Se trouvant alors à l'état latent, ou, si l'on veut, dans son état *d'incubation*, susceptible d'être plus ou moins prolongé, il s'en suivrait que même alors la maladie, réellement apportée, n'éclaterait que quand on aurait importé le mal dans les contrées saines où on lui aurait imprudemment permis de se rendre.

Malgré cela, nous le répétons, nous serions d'avis qu'on

n'en vint à cette séquestration rigoureuse et forcée que tout autant que la gravité des circonstances l'aurait impérieusement exigé.

—

CHAPITRE XI. — *Questions relatives à la petite vérole.* — *Influence du froid sur l'épidémie de la Bethmale.* — *La vaccine est-elle encore utile alors qu'on y a recours pendant le règne d'une épidémie varioleuse.* — *Questions sur l'état du virus-vaccin puisé chez des individus malsains.* — *Conviendrait-il de réviser la question de l'inoculation ?*

Nous voulons maintenant dire notre sentiment particulier sur plusieurs questions relatives à la variole, et qui étaient trop importantes pour devoir être passées sous silence.

L'influence du froid sur la manifestation et la propagation des épidémies varioleuses a été jugée de plusieurs manières différentes, et plus d'une fois diamètralement opposées, par des autorités également recommandables. D'après une citation que nous croyons devoir regarder comme exacte, il serait dit dans la Revue britannique, à l'occasion de l'épidémie varioleuse qui a régné à *Londres* en 1825 : « Lorsque les gelées qui ont eu lieu à Londres au mois de « décembre ont commencé, *la petite vérole a tout à coup* « *perdu son caractère épidémique.* » Or dans nos contrées l'influence du froid a eu un effet différent, et nous dirons même opposé : la maladie s'est plus répandue et est devenue plus grave. On y a remarqué que dans les phases de grands froids, et surtout de froids humides, la mortalité a été plus considérable. Il est vrai de dire pourtant que le mauvais état des fermetures, en général, peut y avoir contribué en partie.

D'après les observations que nous avons faites en général, il serait certain que les varioles s'aggravent sous l'influence du froid, parce que l'éruption est contrariée dans sa marche, et peut-être intempestivement supprimée ou répercutée; mais il nous paraît plus difficile de se rendre raison de l'extension plus considérable de l'épidémie pendant cet abaissement de température.

On s'est demandé si la vaccine pouvait être encore utile alors qu'on y avait recours tardivement pendant le règne d'une épidémie varioleuse? Nous n'hésiterions pas à répondre par l'affirmative alors même que nous ne connaîtrions pas trois cas particuliers que nous avons observés durant l'épidémie variolique actuelle de nos contrées. Dans les trois cas dont il s'agit la formation de la pustule vaccinale régulière a été brusquement suspendue, tantôt par l'invasion de la fièvre d'incubation varioleuse, tantôt par l'éruption variolique elle même; et, ainsi que l'avait remarqué M. *Bousquet*, de l'académie royale de médecine, après d'autres excellents observateurs, la vaccine, seulement et temporairement arrêtée, a repris sa marche ordinaire aussitôt que la variole a eu parcouru toutes ses périodes, pour poursuivre à son tour elle-même et ses diverses phases et sa terminaison bénigne accoutumée. Eh bien ! dans ces trois cas, et c'est là surtout ce que nous devions faire remarquer ici, la variole a été des plus douces et des plus bénignes.

On s'est demandé si dans les circonstances où l'on emprunterait le virus-vaccin à un individu actuellement atteint d'une autre diathèse, surtout contagieuse, comme le serait la syphilis, par exemple, il ne serait pas à craindre qu'en transmettant la vaccine on n'inoculât aussi la maladie constitutionnelle concomitante ? Eh bien ! il semblerait que, même dans cette dernière supposition, le virus-vaccin est assez distinct, et, si je puis m'exprimer ainsi, matériellement séparé d'avec tout ce qui n'est pas lui, pour que dans le plus grand nombre des cas on n'ait absolument rien à craindre. J'ai vu des enfants scrofuleux, dartreux, affectés même de maladies vénériennes, chez lesquels on avait puisé du virus-vaccin, sans qu'aucune de ces maladies diathésiques ait été communiquée en même temps que ce virus. On saisirait mal ma pensée si l'on s'imaginait que je regarde absolument comme indifférent de prendre du virus-vaccin chez un sujet bien portant ou chez un sujet atteint d'une diathèse, telle que la syphilitique surtout ; je ne conseillerai jamais de ne pas donner la préférence aux sujets sains sur les sujets malades, mais je crois pouvoir soutenir que dans des cas urgents il ne faudrait point se gêner par cette considération.

En supposant que par un excès de prudence fort rationnel, les sujets vénériens fussent mis décidément de côté, une fois pour toutes, je ne concevrais pas que beaucoup d'autres maladies dussent s'opposer à ce genre d'emprunts. J'ai vu deux enfants mourir de maladies qui accompagnaient le développement de la vaccine, sans que le virus-vaccin ait été altéré par cet état mortel. Le virus-vaccin pris dans les bras de ces moribonds, le jour même où ils devaient cesser de vivre, a servi pour vacciner d'autres enfants sans qu'il en soit résulté le moindre inconvénient. Un de ces enfants était à l'agonie quand je puisai du virus dans une de ses pustules vaccinales, et néanmoins la vaccine obtenue par l'inoculation de ce virus a été aussi belle, aussi régulière et aussi bénigne que dans les cas ordinaires les plus heureux,

On pourrait se demander si dans l'état des choses, et vu surtout la diminution réelle de l'efficacité préservatrice du virus-vaccin, il ne serait pas bon de réviser la question de l'inoculation de la variole, afin de savoir positivement quel est le degré de confiance que mérite cette dernière? Il serait curieux de voir qu'après cet examen, et après les nombreuses recherches historiques qu'une question de ce genre exigerait sans doute, on fût invinciblement amené, ce qui pourrait bien être, selon moi, à préférer l'inoculation de la variole à la vaccine. Ce qu'il y a de bien certain, c'est que tout le monde sait qu'il est très commun, malheureusement de nos jours, de voir des petites véroles secondaires chez des sujets très convenablement et très régulièrement vaccinés, et qu'il est fort rare, en supposant qu'il en existe des exemples bien constatés et de tous points irreprochables, qu'on ait vu des varioles secondaires chez des sujets qui eussent été *régulièrement inoculés.* On cite, sans doute, des cas de variole secondaire chez des variolés depuis un temps plus ou moins long; mais aussi combien ces derniers cas ne sont-ils pas plus rares que les exemples de variole après la vaccine.... La question dont il s'agit est de la plus haute importance. On sent bien que, par sa solution supposée affirmative, elle ne manquerait pas de révolutionner la prophylaxie de la variole sur tous les points du globe. C'est précisément à cause de cette immense importance qu'elle n'est pas de nature à être traitée accidentellement, et, pour ainsi dire, en passant. Je me contenterai donc uniquement de la signaler ici, persuadé, comme je le suis, que mes lecteurs sentiront sans peine que je ne pouvais faire davantage dans ce moment et dans ce lieu.

———

CHAPITRE XII.— *Considérations générales sur les moyens de prévenir la disgrâce que les cicatrices varioleuses peuvent produire.*

Nous laisserions incomplet notre travail, si nous ne disions point ici quelques mots relativement aux ravages qu'exercent les cicatrices des pustules sur le visage de ceux que le fléau frappe, et sur la possibilité de prévenir cette dégradation des formes, qui est d'autant plus fâcheuse que les plus belles figures en peuvent devenir tout au moins *disgracieuses*; ce qui peut avoir chez les femmes et les filles surtout de très-graves inconvénients. On ne doit pas se dissimuler, d'ailleurs, que ce qui a principalement engagé les praticiens à s'occuper du traitement *local* de la variole c'était l'espoir qu'ils avaient, en agissant ainsi, de s'opposer efficacement à la déformation des traits du visage.

Cotugno, étant persuadé que l'humidité des parties s'opposait au développement complet des pustules, et que l'excavation des cicatrices était proportionnée à ce développement, préconisait, en conséquence, de fréquentes ablutions de la face. D'autres praticiens conseillaient l'ouverture des pustules, faite de bonne heure, avec la pointe d'une aiguille, à l'effet de donner issue au pus qu'elles renfermaient. Si l'on s'était rappelé que l'épiderme se répare sans laisser de cicatrices sur tous les points du corps où on l'enlève, tandis que les altérations du derme produisent ordinairement les cicatrices, on n'aurait pas eu recours à une théorie inadmissible dans laquelle on fait évidemment jouer un trop grand rôle à la présence du pus sur la peau, et à son contact *seul* avec le derme.

D'après ce qu'on lit dans le vingt-unième volume du dictionnaire de médecine, *M. Bretonneau*, toujours rempli d'idées ingénieuses, a proposé de cautériser les pustules varioliques, le troisième jour, au plus tard, de leur éruption, dans le double but de les faire avorter et de prévenir les cicatrices qu'elles laissent après elles. Le procédé qu'il emploie consiste tantôt à traverser le sommet des pustules, à les épointer avec une aiguille d'or ou d'argent chargée d'une solution de nitrate d'argent; tantôt, ec qui est souvent plus sûr, selon lui, à enlever la pointe des pustules et à les toucher ensuite avec un crayon de pierre infernale plus ou moins aigu, ou même avec un stylet chargé du même corps en poudre. *MM. Velpeau et Guersent* ont répété et confirmé les expériences de *M. Bretonneau. M. Guersent* ajoute que ce moyen lui paraît être excellent pour prévenir les cicatrices du visage dans les cas de variole discrète. Dans ce qu'il appelle méthode ectrotique, *M. Serres* fait une application beaucoup plus étendue du nitrate d'argent, puisqu'il le conseille non seulement contre les difformités des cicatrices de la variole, mais encore pour s'opposer à l'encéphalite, aux otites et à l'ophthalmie, qui la compliquent d'une manière si cruelle, et parfois même funeste. Il cautérise les pustules varioleuses isolées avec un crayon de nitrate d'argent, mais sans les ouvrir, comme le fait *M. Bretonneau*; tandis que pour cautériser des masses plus ou moins étendues de pustules confluentes ou de croûtes, il fait usage de dissolutions aqueuses de nitrate d'argent, tantôt à un premier degré de concentration, c'est-à-dire de 75 centigrammes de sel sur 30 grammes environ d'eau distillée ; tantôt à un deuxième degré , c'est-à-dire de 1 gramme 50 centigrammes ; tantôt à un troisième degré , c'est-à-dire de 2 grammes 25 centigrammes , toujours sur la même quantité d'eau distillée, environ 30 grammes.

On applique cette solution avec un pinceau de charpie sur toute la surface qu'on se propose de modifier , en ayant ensuite le soin d'y substituer de l'eau froide et des compresses imbibées de décoctions émollientes, ou d'y faire des embrocations huileuses , aussitôt que la cuisson résultant de cette cautérisation superficielle se manifeste avec une certaine intensité. Mais vu que , d'après le texte même de *M. Guersent*, cette application de solutions de nitrate d'argent exige par elle seule l'apposition au cou de sangsues en *assez grand nombre* , et même *à plusieurs reprises* , ce à quoi nous avons déjà trouvé un inconvénient grave ; vu que cette cautérisation s'opposant au développement des pustules, peut-être n'arrête sûrement pas la marche de la maladie; vu que , comme le dit *M. Damiron :* « la cautérisation de la « face dans la variole n'empêche pas le développement des « encéphalites», nous jugerons prudent d'attendre que l'expérience se soit plus nettement prononcée sur ce point important de prophylaxie et de thérapeutique , d'autant que cela paraîtrait être aussi le sentiment particulier de *M. Guersent.*

L'idée de protéger le visage contre les effets si disgracieux des pustules varioliques n'est point une nouveauté. On trouve dans *Franc* l'indication d'une thèse latine ayant pour sujet les moyens de préserver la face des atteintes de la variole : « *De facie à variolorum insultibus præcavendæ.* » *Zimmermann* indique positivement l'emplâtre de *vigo cum mercurio* comme abortif de l'éruption variolleuse de la face ;

et ce moyen , réellement utile dans le cas indiqué , a été successivement et convenablement apprécié par *MM. Serres, Garriel*, *Nonat*, et surtout *Briquet*. Tout en reconnaissant que l'onguent mercuriel appliqué par couches légères remplit assez bien la même indication , *M. Guersent* lui préfère pourtant avec raison l'emplâtre de *vigo cum mercurio* du codex. Cet emplâtre, exactement appliqué et de bonne heure, amène parfois la résolution de l'exanthème variolique , et le plus souvent sa conversion en vésicules. Trois ou quatre jours d'application de l'emplâtre doivent suffire ; d'autant que si l'on dépassait ce terme , l'action de l'emplâtre pourrait donner lieu , comme le dit *M. Guersent*, à une *roséole* mercurielle ou *hydrargirie*, qui est assez rare , ou à une irritation érysipélateuse ou eczémateuse de la peau , beaucoup plus commune.

M. Briquet emploie de préférence l'onguent mercuriel , qu'il applique à l'aide d'une sorte de masque fenêtré sur la figure, et qu'il conseille d'employer d'une manière analogue sur tout le reste du corps. Nous ne pensons pas que cette méthode soit sans danger. *M. Briquet* nous paraît aussi avoir le grand tort de ne considérer en cela l'éruption variolique que sous une face ; il oublie trop que l'éruption varioleuse , manifestation extérieure d'une affection profonde , est précisément , en vertu de ce but et de cette forme *médicatrice* , ou , si l'on veut , *judicatrice*, comme auraient dit les anciens, de cette affection même , pourvu qu'elle demeure ou qu'elle soit sagement contenue dans certaines limites. Aussi , malgré tout ce que nous avons pu lire ou entendre dire en faveur des moyens dont il s'agit , nous ne serions jamais d'avis qu'on eût recours à ces moyens, ou à tous autres moyens thérapeutiques analogues , dans l'intention de brusquer et de contrarier l'éruption va-

rioleuse sur tous les points. Une répercussion de cette
sorte, faite en masse, me paraîtrait susceptible de traîner
après elle des inconvénients graves, dont la mort elle-
même ne manquerait pas d'être plus d'une fois le résultat.—
Heureusement il est un autre moyen capable, comme on
le désire, de modérer le développement des pustules varioliques et de prévenir les cicatrices difformes qu'elles pourraient laisser sur la face, sans présenter néanmoins les inconvénients qui seront invinciblement liés à l'application
des préparations mercurielles, quelles qu'elles soient, toutes les fois que l'état morbide à combattre exigerait qu'on
les employât à une dose un peu forte et sur des surfaces quelque peu étendues...... Nous voulons parler du vésicatoire
cantharidé ordinaire.... Ce moyen m'a paru, en effet, le
plus propre à remplir d'une manière satisfaisante les indications que l'on devait avoir ici en vue ; tout en se mon-
trant en même temps comme le plus sûr, je puis dire que
son application sur la face procure les plus grands avantages et n'amène à sa suite aucun inconvénient réellement
sérieux. J'ai récemment eu recours à ce moyen chez le
nommé *Alexis Piponier*, de Saint-Girons, et j'ai eu dou-
blement à me féliciter d'y avoir recouru.

Ce jeune homme, âgé de vingt ans, qui n'avait pas été
vacciné, et dont l'éruption varioleuse se faisait par les
plus vives douleurs, éprouvait, en outre, les premiers
symptômes des complications cérébrales, car il accusait de
violentes douleurs de tête ; sa face était érysipélateuse et
horriblement tuméfiée. Je prescrivis les vésicatoires à la
face, et comme moyen déjà bien souvent éprouvé pour fixer
à la peau les érysipèles, et comme moyen d'apprécier sa valeur comme préventif de cicatrices disgracieuses.

Retenu chez moi par une indisposition, je ne pus suivre

le traitement commencé chez ce jeune homme, mais je m'informais chaque jour de son état. Il me fut dit, et le malade m'a confirmé plus tard, que les vésicatoires avaient, dès le premier jour, non seulement détruit les douleurs presque intolérables qui se faisaient sentir dans l'intérieur de la tête, mais qu'ils avaient très notablement amendé la cuisson déchirante qui se faisait sentir à la face.

Il y a peu de jours, ayant eu la visite de *M. Escoubas*, de l'Esponne, jeune médecin plein d'intelligence et de savoir, je le priai de venir avec moi visiter quelques malades. Chemin faisant, et tandis que nous nous entretenions de l'épidémie actuelle, dont il a eu, d'ailleurs, des cas nombreux *à Touille*, nous rencontrâmes le jeune *Piponier*, que nous arrêtâmes au passage. — Comme on le pense bien, je fis à *M. Escoubas*, en présence du jeune homme, l'historique de la maladie dont ce dernier venait d'être affecté, et les vues que je m'étais proposées par l'application des vésicatoires à la face. *Piponier*, qui avait écouté avec attention tout ce que je venais de dire, et à qui rien n'était échappé, nous dit alors sans question préalable que les vésicatoires lui avaient fait le plus grand bien; que dès l'action de ce remède les douleurs de tête et de la face avaient notablement diminué, et qu'il s'était, lui, rétabli beaucoup plus vite que tous ceux qui, comme lui, avaient eu la petite vérole.

La peau des joues, qui seule avait été soumise à l'action des vésicatoires, est lisse et unie, tandis que celle du front, de la lèvre supérieure, du menton et surtout du nez est recouverte de cicatrices très-apparentes. Ayant, d'ailleurs, lui-même apprécié la différence absolue qui existe par rapport à l'état de la peau entre les surfaces qui avaient été soumises à l'action des vésicatoires et celles que cette application n'avait pas comprises, il ajouta qu'il regrettait bien que j'eusse été malade, parce qu'ainsi que je l'avais dit, j'aurais successivement couvert de vésicatoires toutes les parties de la face. Sans doute, j'aurais agi ainsi ; mais on me permettra bien de ne pas partager aujourd'hui sous certains rapports les regrets du jeune homme, en ce qui touche les cicatrices qu'on aperçoit sur sa figure..... La démonstration du bienfait du vésicatoire eût pu avec quelque apparence de raison être contestée, si toute la peau fût restée lisse et unie; car il existe bien de varioleux chez lesquels la peau reste peu endommagée... On ne contestera pas ce bienfait chez *Piponier*, dont la figure, soumise en partie seulement à l'action du remède, témoigne à la fois la satisfaction et le regret!... Satisfait de ce qu'il vient de voir, *M. Escoubas* se promet bien d'employer à la première occasion qui se présentera les vésicatoires à la face des varioleux.

Si maintenant on nous demandait comment agit le vésicatoire dans le cas en question, nous n'hésiterions pas à répondre que ce moyen épispastique agit ici à la manière des métasyncritiques; à un état inflammatoire *spécial,* il en substitue un autre qui, inflammatoire aussi, est néanmoins beaucoup moins grave. Pour supprimer des développements que nous voulons éviter ici, nous nous contenterons de dire que le mode d'action du vésicatoire contre l'éruption pustuleuse confluente variolique de la face, présente beaucoup d'analogie avec le mode d'action tout à fait salutaire qu'il exerce dans d'autres circonstances, où l'on dirige son efficacité contre l'érysipèle gangreneux. C'est en modifiant vitalement les parties sur lesquelles il est appliqué que le vésicatoire est à nos yeux évidemment utile dans les deux cas.

Du reste, et nous terminerons ainsi tout ce que nous

avions à dire sur ce point important , nous compterions
beaucoup plus sur l'application du vésicatoire à la face, que
sur celle des diverses préparations mercurielles dont il a été
question , pour combattre les ophthalmies, les otites , et
même les encéphalites , qui accompagnent la variole et
qui la compliquent d'une manière si fâcheuse dans tant
d'occasions. — Le vésicatoire est , selon le lieu sur lequel
on l'applique , un révulsif ou un dérivatif trop généralement connu comme des plus efficaces pour que nous ne devions pas ici nous dispenser de tout développement à cet
égard.

CONCLUSIONS.

Nous terminerons , enfin, ce travail , trop long peut-
être , en énonçant ici sommairement les deux principales
conclusions que l'on peut en déduire.

1° On doit le plus tôt possible faire vacciner les individus non vaccinés, et soumettre aux *revaccinations* les
anciens vaccinés.

Si dans le travail que nous avons publié en 1845 , sur
l'opportunité des revaccinations , nous avons conclu à *l'indispensabilité des revaccinations* tous les quinze ans , nous
dirons aujourd'hui , en nous fondant sur un exemple authentique de petite vérole , même confluente , survenue
neuf ans après une bonne vaccination , que l'on doit se faire
revacciner *tous les neuf ans au plus tard.*

Il conviendrait donc, Monsieur le Sous-préfet, que vous
eussiez la bonté de demander au conseil général du dépar-

tement , pour les *revaccinations*, des fonds en égale quo-
tité , tout au moins, que ceux qu'on accorde déjà pour les
premières *vaccinations*.

2° Si l'on ne peut pas empêcher la variole de suivre son
cours quand elle s'est une fois déclarée, on peut, du moins
en général , en combattre avec avantage les complications
qui la rendent funeste, pourvu que l'on saisisse bien , à
l'aide des connaissances nécessaires et d'une réflexion suffisamment soutenue , quelles sont les véritables indications
à remplir.

Nous ne prétendons pas dire pour cela que , même en
agissant ainsi, on sauve tous ceux que l'on traite : il en est
des varioleux comme de tous les autres malades ; ceux dont
le mal est plus violent que les remèdes ne sont efficaces doivent mourir ; — mais quand le médecin a fait son devoir ,
quand il peut se dire que sa conscience est tranquille, on n'a
rien à lui reprocher !!!

Je dois , après avoir terminé mon rapport, vous demander , Monsieur le Sous-préfet , si vous approuvez les mesures que je me suis cru autorisé à prendre pour l'organisation du service médical ; en d'autres termes , si les infirmiers recevront de l'administration la juste indemnité que
je leur ai promise ; et si, enfin , les pharmaciens, les boulangers , les bouchers , auprès desquels je me suis offert
comme garantie de leurs fournitures , seront bien venus
à en demander le remboursement à l'administration.

Je ne vous aurais pas adressé cette question , si j'eusse
considéré comme vous liant les paroles pleines de la plus
généreuse sympathie que vous prononçâtes en faveur des
malheureux que je signalais à votre sollicitude, lorsque
j'eus l'honneur de vous faire mon rapport verbal.

Ceux qui vous connaissent me reprocheraient, sans doute,

de vous l'avoir faite , s'ils ne savaient qu'il est des circonstances dans lesquelles le magistrat se voit contraint par
d'impérieuses obligations de fermer son cœnr aux émotions
que sa personne éprouve.

J'ignore donc si les conditions *budgétaires* de l'administration permettront l'acquittement de ces dépenses.

Dans le cas de la négative , je vous supplierai de m'en
informer le plus tôt possible : car je me hâterai de remplir
les engagements que j'ai cru pouvoir prendre au nom de
l'administration , comme d'habitude je remplis les miens
propres.

J'ai l'honneur d'être , etc.

SENTEIN.

Ce mois de mars 1847.

TABLE

DES MATIÈRES.

page

OBSERVATIONS *de médecine et de chirurgie pratique.*.   5

    PREMIÈRE OBSERVATION. Plaie avec section complè-
te du tendon d'Achille, par une cause très-pro-
bablement inouie jusqu'à ce jour dans les fastes
de l'art   5

    DEUXIÈME OBSERVATION. Grossesse méconnue et
dont il eût été impossible de constater l'existence. Observation recueillie à l'hôpital de Saint-
Lizier   12

    TROISIÈME OBSERVATION. Obstacle à un accouche-
ment insurmontable par les seuls efforts de la
nature   20

    LETTRE adressée à M*** sur l'autopsie et les causes
de la mort du docteur Trinqué, son parent   29

    OBSERVATION d'un engorgement du rein droit guéri
par l'usage des eaux d'Audinac   55

RAPPORT *fait à M. le Sous-préfet de l'arrondissement
de Saint-Girons (Ariège), sur l'épidémie varioleuse qui
naguère a exercé ses ravages dans quelques contrées de
l'arrondissement, et en particulier dans le canton de
Castillon.*   60

    CHAPITRE Ier. Voyage spontané en Bethmale. Appel

fait à M. le docteur Sentein, de Castillon. État de la vallée. Premières indications des moyens hygiéniques et thérapeutiques. Rapport verbal fait à M. le Sous-préfet, (c'était alors M. Léon Labatie). Invitation de ce magistrat de me rendre en Bethmale aussi souvent que les cas l'exigeraient. Convention faite avec M. le docteur Sentein, de Castillon. Unique mobile de notre dévouement. Appel à nos confrères du canton ; MM. les docteurs Gradit et Subra........... 60

CHAPITRE II. Statistique des malades et des morts. Caractère physique des femmes de la Bethmale. 65

CHAPITRE III. Le 5 mars, jour de notre dernier voyage, aucun cas nouveau de petite vérole. Les cas qui existent encore paraissent bénins. Marche de l'épidémie. La maladie est moins grave dans les nouveaux lieux qu'elle parcourt. Raison de cette bénignité. Existence du génie épidémique. 67

CHAPITRE IV. Histoires particulières. Description symptômatologique. Gravité venue des complications. Convalescences et leurs complications.. 69

CHAPITRE V. Moyens hygiéniques et prophylactiques. Circonstance particulière qui a discrédité momentanément la vaccine et les revaccinations. Beaucoup d'enfants que l'on croit vaccinés ne le sont pas réellement. Conseils pour les revaccinations. Délai pour les revaccinations. Conseils tendant à éloigner certaines causes de complications. Suspension de la sonnerie des cloches. Inhumation des cadavres faite le plus tôt possible. 75

CHAPITRE VI. Considérations générales sur le traitement de la variole. Traitement particulier mis en usage dans la Bethmale. Modifications nécessitées par les conditions individuelles des

habitants pauvres de cette vallée. Résultat de
notre traitement............................... 82

CHAPITRE VII. Organisation d'un service de santé;
choix d'infirmiers. Lettre de M. l'abbé Commenge, curé de Saint-Lary. M. l'abbé Gaujac,
curé d'Ayet..................................... 99

CHAPITRE VIII. Localités diverses où la petite
vérole s'est portée. Explications sur la mort d'un
gendarme de Castillon........................... 103

CHAPITRE IX. Autopsies cadavériques. Considérations générales sur ce genre d'investigations.... 109

CHAPITRE X. Considérations sur la séquestration
des populations infectées. Conseils donnés à cet
égard.. 114

CHAPITRE XI. Questions relatives à la petite vérole.
Influence du froid sur l'épidémie de la Bethmale.
La vaccine est-elle encore utile alors qu'on y
a reconrs pendant le règne d'une épidémie varioleuse ? Questions sur l'état du virus-vaccin
puisé chez des individus malsains. Conviendrait-il de réviser la question de l'inoculation.. 119

CHAPITRE XII. Considérations générales sur les
moyens de prévenir la disgrâce que les cicatrices
varioleuses peuvent produire.................... 123

CONCLUSIONS.................................... 130

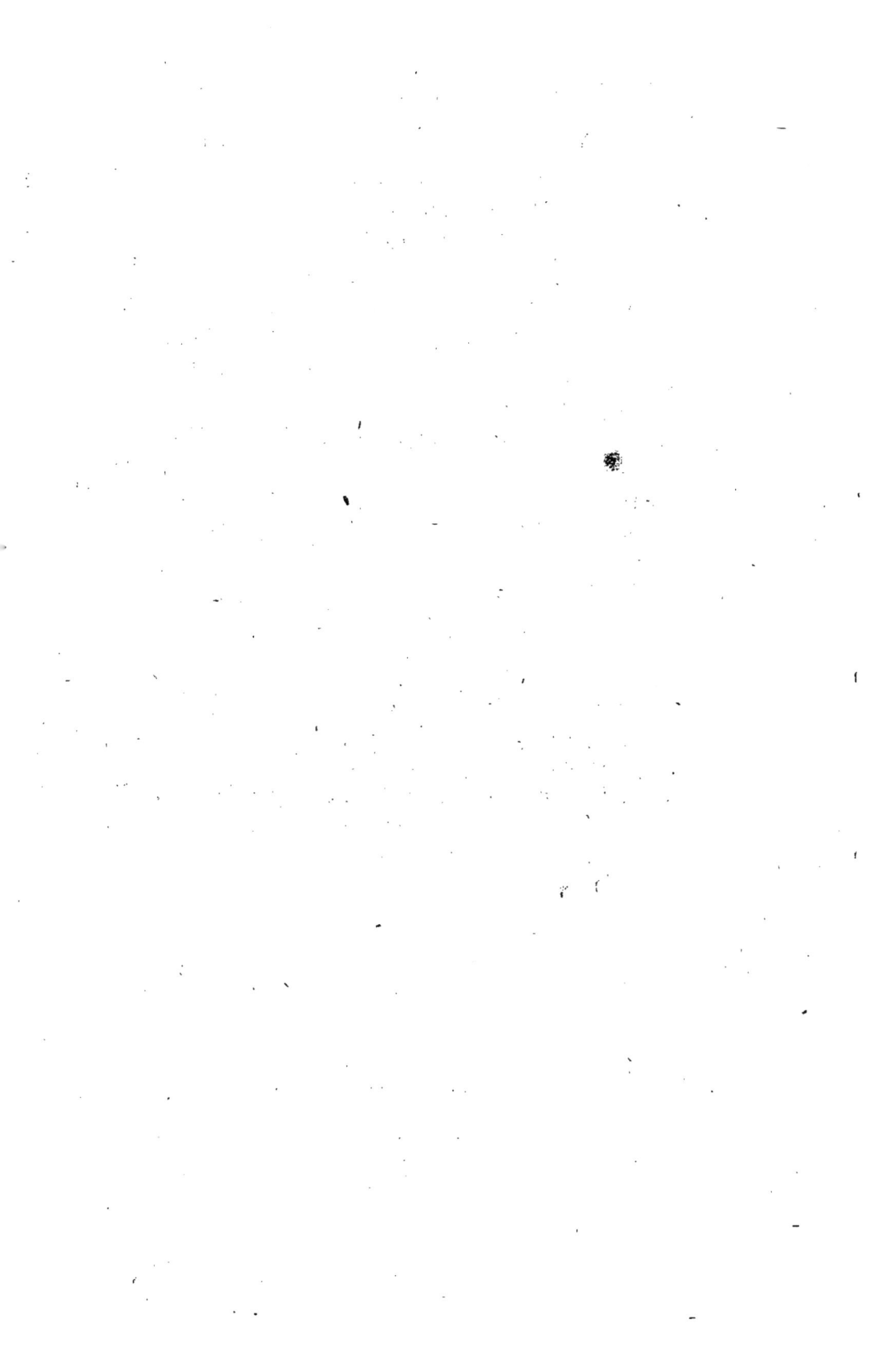

TRAVAUX

IMPRIMÉS

DU MÊME MÉDECIN.

1° DES EAUX MINÉRALES D'AUDINAC, CONSIDÉRÉES SOUS LE RAPPORT THÉRAPEUTIQUE (1er mémoire.). — Dans ce premier mémoire sont consignées des observations de maladies chroniques du *foie*, dont quelques-unes ont été guéries et dont les autres ont été notablement amendées par l'action des eaux d'Audinac.

2° LETTRE ADRESSÉE AUX MÉDECINS sur les propriétés générales des eaux d'Audinac.

3° DEUXIÈME MÉMOIRE SUR LES EAUX MINÉRALES D'AUDINAC, dans lequel sont consignées des observations d'engorgement des viscères du bas-ventre, autres que le foie, et dont les sujets ont été guéris ou soulagés par l'usage des eaux d'Audinac.

4° DE LA MALADIE OU DES MALADIES d'une dame morte presque subitement à son arrivée à Audinac.

5° DES CONTRE-INDICATIONS DES EAUX D'AUDINAC, ou exposé des cas dans lesquels les eaux d'Audinac sont nuisibles.

6° RAPPORT MÉDICO-LÉGAL débattu devant la cour d'assises du département de l'Ariège, dans l'accusation d'empoisonnement portée contre la nommée M. A.

7° RAPPORT FAIT AU CONSEIL MUNICIPAL DE LA VILLE DE SAINT-GIRONS sur la nécessité de l'institution d'un médecin-vétérinaire d'arrondissement.

8° LETTRE A MONSIEUR LE SOUS-PRÉFET DE L'ARRONDIS-SEMENT DE SAINT-GIRONS sur l'épidémie varioleuse d'Oust et de ses environs.

9° RAPPORT FAIT AU COMITÉ DE VACCINE DE L'ARRONDIS-SEMENT DE SAINT-GIRONS sur l'opportunité des revaccinations.

10° LETTRE ADRESSÉE AUX MÉDECINS sur les améliorations de tout genre introduites récemment à Audinac.

11° TROISIÈME MÉMOIRE SUR LES EAUX D'AUDINAC, considérées dans leur action contre les maladies chroniques de l'estomac, des intestins et de quelques autres parties du tube digestif.

12° LETTRE ADRESSÉE A MONSIEUR LE RECTEUR DE L'A-CADÉMIE DE TOULOUSE sur l'état sanitaire du collége de Saint-Girons pendant l'année 1845—46.

13° LETTRE ADRESSÉE A MONSIEUR LE RÉDACTEUR DU JOUR-NAL L'ARIÉGEOIS, sur l'épidémie varioleuse de la Bethmale.

14° OBSERVATION D'UNE PLAIE AVEC SECTION COMPLÈTE DU TENDON D'ACHILLE par une cause très probablement inouie jusqu'à ce jour dans les fastes de l'art.

15° OBSERVATION D'UNE GROSSESSE MÉCONNUE et dont il eût été impossible de constater l'existence. Observation recueillie dans le service médical de l'hôpital de Saint-Lizier.

16° OBSERVATION D'UN OBSTACLE A UN ACCOUCHEMENT, obstacle insurmontable par les seuls efforts de la nature.

17° OBSERVATION D'UN ENGORGEMENT DU REIN DROIT, guéri par l'usage des eaux d'Audinac.

18° LETTRE ADRESSÉE A M. *** sur l'autopsie et les causes de la mort du docteur Trinqué, son parent.

19° RAPPORT FAIT A MONSIEUR LE SOUS-PRÉFET DE L'AR-RONDISSEMENT DE SAINT-GIRONS (ARIÈGE), sur l'épidémie varioleuse qui naguère a exercé ses ravages dans quelques contrées de l'arrondissement et en particulier dans le canton de Castillon.

20° DISCOURS prononcé à l'occasion de la fête des ouvriers composant la société de secours mutuels établie à Saint-Girons, le 29 septembre 1846.

—

A IMPRIMER

POUR COMPLÉTER LA MONOGRAPHIE SUR LES EAUX D'AUDINAC.

1° QUATRIÈME MÉMOIRE. — DE L'ACTION DES EAUX D'AUDINAC contre la gravelle, contre certains cas de catarrhe de la vessie, contre certains dérangements de la matrice, pâles couleurs, flueurs blanches, etc.

2° CINQUIÈME MÉMOIRE. — DE L'ACTION DES EAUX D'AUDINAC contre certaines diathèses, telles que les scrofules, les dartres, le rhumatisme chronique, etc.

3° SIXIÈME MÉMOIRE. — DE L'ACTION DES EAUX D'AUDINAC contre les débilités générales, les convalescences longues et pénibles, les sueurs opiniâtres, etc.

4° SEPTIÈME MÉMOIRE. — DE L'UTILITÉ qu'il y a dans certains cas à combiner les eaux minérales d'Audinac avec d'autres moyens médicamenteux, et du préjugé qui fait penser à certaines personnes, sans aucune raison légitime, que les eaux d'Audinac ne sont pas utiles en bains.

5° DE L'ACTION DES EAUX D'AUDINAC sur l'homme en état de santé. — Ce mémoire a déjà été adressé à l'académie royale de médecine.

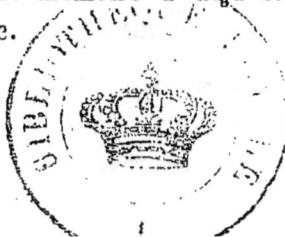